不生癌的智慧

徐志坚　黄慧　胡晓桦　主编

中国盲文出版社

图书在版编目（CIP）数据

不生癌的智慧：大字版 / 徐志坚，黄慧，胡晓桦主编. —北京：中国盲文出版社，2015.12
ISBN 978－7－5002－6818－5

Ⅰ.①不… Ⅱ.①徐… ②黄… ③胡… Ⅲ.①癌—预防（卫生）—基本知识 Ⅳ.①R730.1

中国版本图书馆 CIP 数据核字（2015）第 294517 号

不生癌的智慧（大字版）

主　　编：徐志坚　黄　慧　胡晓桦
出版发行：中国盲文出版社
社　　址：北京市西城区太平街甲 6 号
邮政编码：100050
印　　刷：北京汇林印务有限公司
经　　销：新华书店
开　　本：787×1092　1/16
字　　数：130 千字
印　　张：15.25
版　　次：2015 年 12 月第 1 版　2017 年 3 月第 2 次印刷
书　　号：ISBN 978－7－5002－6818－5/R・958
定　　价：28.00 元
销售服务热线：（010）83190297　83190289　83190292

目 录

第一章
癌症是什么

第二章
人为什么会得癌症

第三章
在生活里预防癌症

第四章
癌症偏爱谁

第五章
癌症早发现

第六章

患了癌症怎么办

附　录
癌症治疗概念小常识

第一章

癌症是什么

　　癌症，也叫恶性肿瘤，相对的有良性肿瘤。良性肿瘤容易清除干净，一般不转移、不复发，对器官、组织只有挤压和阻塞作用。但癌症则会破坏组织、器官的结构和功能，引起坏死出血或合并感染，患者最终可能由于器官功能衰竭而死亡。

什么是肿瘤

现实生活中，几乎所有人都从不同的途径获得过一些"癌症"的信息，而且大多数人都知道它的"厉害"，均有"谈癌色变"之感。

癌症真的有那么可怕吗？其实，癌症并没有人们想象的那样可怕，只要社会大众对癌症有了正确的认识和了解，人人都关爱生命、关注健康，我们就可以有效地预防癌症、远离癌症和战胜癌症。现在，就让我们一起来认知"癌症"，以便知己知彼。

肿瘤是身体内的正常细胞在多种致癌因素和促癌因素的反复作用下，细胞的分裂、增殖、凋亡失去正常的调控，导致细胞持续增殖生长而形成的新生物。通俗地说，就是身体内的正常细胞因为受到许多不良内外素的影响，形成了一种生长失控的新细胞，这种细胞不断地增长，就形成了肿瘤。

肿瘤细胞与正常细胞有什么不同

肿瘤细胞是不按正常细胞的调控规律生长的新细胞，

它变得不受约束和控制，因而导致细胞呈现异常的形态、功能和代谢状态。形成的新生物会破坏正常组织和器官的结构并影响其功能。恶性肿瘤细胞还能向周围组织浸润蔓延，甚至扩散转移到其他器官组织形成转移灶，对人的生命造成极大威胁。

但是，并不是所有的肿瘤都是恶性的，它可分为良性和恶性两种：

良性肿瘤　主要表现为在局部形成肿块，生长比较缓慢，很少向周围扩展而使正常组织和器官破坏的肿瘤。用手触摸和推它大多可感到可以移动。手术时容易切除干净，很少复发。瘤体多呈球形或结节状，周围常有完整的包膜，与正常组织分界明显。这类肿瘤不断增大可挤压周围组织，但一般不破坏器官的结构和功能，也不侵入邻近的正常组织内部和转移扩散到其他部位。良性肿瘤按其组织来源命名，如来源于腺上皮的称为腺瘤。对瘤组织进行病理学检查，可发现肿瘤细胞与正常组织细胞的形态很接近，在显微镜下的样子也非常相近。

恶性肿瘤　就是人们俗称的"癌症"。癌症的英文名字 Cancer 原意为"螃蟹"，形象地描述了肿瘤细胞向外扩散、浸润的状态。恶性肿瘤最主要的特征是癌细胞失控生长，不断地向周围组织浸润扩散，并可通过血液、淋巴液或由一个部位种植到另一个部位的方式由原发部位向其他部位转移。这种扩散如无法控制，肿瘤细胞将侵犯到重要的生命器官，如肝、肺、肾脏等，并引起其功能衰竭，最后导致病人死亡。这种恶性肿瘤细胞的样子和正常细胞相差往往很大。

恶性肿瘤根据其组织来源的不同又可分为癌和肉瘤两大类。

癌 来源于上皮组织的恶性肿瘤统称为癌，大多数常见的恶性肿瘤属于癌。如发生于鳞状上皮细胞的叫鳞状细胞癌，简称鳞癌。身体原有鳞状上皮覆盖的部位如皮肤、口腔、咽喉、气管和支气管、子宫颈、食管等处均可有鳞癌发生；发生于腺上皮细胞的叫腺癌，多见于胃、肠、乳腺、肝、甲状腺、唾液腺、细支气管及子宫体等处。主要通过血液和淋巴液向身体远处转移。

癌发生于任何年龄的人群，但多见于40岁以上的中老年人，近年来的发病年龄有年轻化的趋势。

肉瘤 来源于肌肉、骨头、神经、脂肪和结缔组织等间叶组织的恶性肿瘤统称为"肉瘤"，只占恶性肿瘤的小部分。常见的有纤维肉瘤、平滑肌肉瘤、骨肉瘤、滑膜肉瘤等。

肉瘤多见于青少年和儿童，早期即可发生血行转移，预后常较差。

瘤与癌的区别

　　人们常常将癌与瘤混为一谈，误认为"癌就是瘤，瘤就是癌"。其实，癌和瘤并非一回事，"癌"是泛指的恶性肿瘤；而"瘤"则包括了良性肿瘤和恶性肿瘤。

　　良性肿瘤一般生长比较缓慢，大多长到一定的时期就会停止生长，如黑痣（即黑色素瘤）等。它常有明显的边界，有完整的包膜。有些虽可不断增大，挤压周围组织，但只是膨胀性长大，并不侵入邻近的正常组织，也不发生转移。手术时容易切除干净，很少复发，大多不会影响人的生命。但少数良性肿瘤在一定的条件下会逐渐转变为恶性，如黑痣恶变为恶性黑色素瘤等。对于有恶变可能或倾向的良性肿瘤应及早治疗。

　　恶性肿瘤也就是俗称的"癌"或"癌症"。它通常生长较快，无明显边界，质地较硬，无包膜，与周围组织分界不清。癌细胞能向周围组织、器官蔓延、扩散，并可经淋巴或血液系统向全身扩散、转移，有强大的破坏性，可对器官和机体造成功能毁损、阻塞和压迫等，甚至危及生命。

癌症≠死亡

提起癌症，人们大都恐而惧之，谈癌色变，以致不少人认为癌症为不治之症，得了癌症无异于被判死刑。在医学相当发达的今天，还有不少的家属和患者误认为："十个癌症九个死，还有一个是误诊。"于是，一旦确诊了癌症，就似乎是宣判了"死刑"，于是，亲朋好友中同情者有之，悲痛者有之，疾首痛哭或垂泪哽咽者亦有之。患者自确诊之日起即被笼罩在令人窒息的死亡空气之中。这种人为恐惧所造成的"绝症效应"使绝大多数患者的精神防线很快崩溃，以致引发了医学科学越发达，治疗技术越高，效果越好，而癌症患者和家属拒绝规范治疗的现象越频发的怪象。据统计，仅我们中国，每年死于各类癌症的患者已超过150万，并还有上升的趋势。

那么，癌症真是绝症吗？近年来国内外大量的临床资料已得出了一个肯定的答案："不！癌症并非绝症"，主要体现在如下四方面：

1. 人体许多部位都可发生癌症，不同部位的癌症，疗效和预后是不一样的。如乳腺癌、甲状腺癌症治疗后的5年生存率很高，有的甲状腺癌患者，甚至可以长期带瘤生存。

2. 同一部位的癌症分期不同，疗效和预后也不同。如早期胃癌，早期小肝癌的临床治愈率明显高于晚期肿瘤，可以长期存活。

3. 同一肿瘤不同的病理类型，预后也不一样。如甲状腺癌肿的乳头状癌较未分化癌的预后好，生存率高。

4. 即便是晚期癌症，只要给以规范的积极治疗，仍有不少患者获得长期生存，甚至"治愈"。

因此，不能简单地认为癌症即是绝症，更不应绝望。相反，我们应该庆幸，在医学发达的今天，先进的检查手段可以在很早期就发现肿瘤，甚至能发现一些肿瘤即将出现的征兆，为癌症的早期诊断和早期治疗提供了极好的条件。同时，治疗手段和方法的增加也使得好多癌症患者获得了根治希望或长期带瘤生存的可能，肿瘤患者的生活质量较过去有明显的改善。所以，患癌症后只要正确地面对，调整好心理状态，采取科学、规范的综合治疗，癌症就并不可怕，癌症不等于死亡！

癌症的病因有哪些

目前癌症的发病机制尚未完全明确，总的来说，引起癌症的原因主要分外因和内因。

外因　指人们生活的周围环境中的致癌因素，如化学、生物和物理因素等。

内因 包括自身免疫功能的混乱、内分泌（激素）的失调、某些方面代谢异常及遗传因素等等。

正常细胞在致癌物质持续作用之下就有可能转变为癌细胞，这一过程称为癌变过程，癌细胞还需要促癌物质的刺激，才得以迅速发展，因此，只有在致癌物和促癌物持续的协同作用下，癌肿才会形成。所以，癌的形成通常需要一个比较漫长的过程，不是一朝一夕就出现的。一般来说，除儿童肿瘤外，常见的成年人的恶性肿瘤的潜伏期多在 10 年、20 年以上。

致癌物和促癌物广泛存在于人们的生活环境中以及我们的机体内。致癌物和促癌物分为工业来源、植物生物来源以及人体内源性等。美国卫生部在 2005 年 2 月公布了新的致癌物名单，共 246 种，其中 58 种是"已知致癌物"，另外的 188 种是"有理由预料是引起癌症的物质"。值得注意的是，这份名单还第一次将一些病毒如乙肝病毒、丙肝病毒和一种能导致子宫颈瘤的病毒（乳头瘤病毒）列为"已知的或被怀疑的"致癌物，另外 X 射线、伽马射线和中子射线、金属铅以及高温烧烤食物中的某些物质也被列入致癌物名单，我们常见的卫生球等物质也榜上有名。促癌物主要来源于植物，特别是佛波双酯，还有丙酮油、酸菜中所含的物质等。一些花草，如夹竹桃、郁金香、夜丁香等亦可散发出致癌毒物。中国预防医学科学院从1693种中草药和植物中共检出18个科中的52种植物含有促癌物质，其中，铁海棠、红背桂花、变叶木、火杨乐、金果榄等一些花卉、树种均含有一定的促癌物质。工业来源的促癌物主要有煤焦油的某些成分、酚类、不饱和脂肪酸等。吃过量的食盐、过多的脂肪也有促癌的作用。内源性促癌物如不良的负性心理因素、家族多发性癌症的倾向和体内激素等，这些因素在致癌某个阶段起作用。

癌症可以预防吗

癌症的出现并不是一朝一夕的事情，有一个量变到质变的过程，在这个演变过程中，有一个将成而未成的阶段，即癌前病变期。此期各类癌症总会或多或少地表现出一些特异性的症状和体征，这些"警戒信号"为我们消灭癌症于未成之前提供了可能。若在此期多多关注健康，就会使癌症的预防成为可能。

癌症是机体和外界环境因素长期相互作用的结果，而具体的有害环境就是吸烟、饮酒、放射线、紫外线、亚硝胺、黄曲霉菌、病毒感染等癌症危险因素，避免这些因素就可以预防和避免好多癌症的发生，因此，世界卫生组织（WHO）认为，40％以上的癌症是可以预防的。癌症的预防已有成功的例证：一些国家和地区，由于坚持控烟，已使肺癌的发病率和死亡率明显下降；乙肝疫苗接种的普及，正在使亚洲部分地区的肝癌发生率和死亡率开始下降。

作为癌症的预防，还应了解"三阶段"的概念：一是维护机体保持良好的健康状态，减少致癌性暴露或不受其害，目前主要是改变不良生活方式。二是对已具有的某种癌症背景性疾病或癌前状态，须予以有针对性的干预，阻断其癌变的进程。三是对已发生了明确的癌前病变或早期癌症，在其尚未浸润或转移的早期，及时发现、诊断和治疗，以获痊愈。

改变不良的生活习惯，保持健康的生活方式，是最节约卫生资源，也是目前最有效的预防癌症的举措，而作为预防癌症的首要任务，其中最为紧迫的是大力戒烟。

癌症遗传吗

既然癌症与基因有关，那么癌症是否会与家族遗传有关呢？这也是大家普遍关心的问题。

家族聚集的倾向　目前专家认为，癌症不是直接遗传性疾病，但是确有少数癌症的发病有家族聚集的倾向。家族中有人患癌，他的子女患癌的机会比一般人可高几倍。

这些癌叫作遗传型家族性癌，包括食管癌、大肠癌、乳腺癌、胃癌、肝癌和子宫内膜癌等。这种遗传因素的影响在医学上称为遗传易感性。

另外，同一家族患同一肿瘤的可能较大，与相同的生活方式、饮食结构、性格性情等也有很大的相关性。

缺损基因惹的祸 人们通过观察逐渐认识到，生活方式和接触环境中的某些致癌物质，能够增加人体对癌的易感性。也发现某些有先天免疫缺陷的病人，患癌的危险比正常人高得多。对于遗传型家族癌来说，那些有缺损基因的人患癌的可能性更大。

遗传肿瘤综合征 世界上还发现极少数的癌家族，其家族中约有 1/3 成员先后患癌，而且男女发病率一样，多患同一种癌。这样的癌家族肯定与遗传有关，但实际上这样的家族并不多。有一些病不属于癌，但是可以发生癌变，而且具有遗传性，临床上叫遗传肿瘤综合征，如家族性结肠息肉症。息肉可以恶变为结肠癌，这种病人必须提高警惕，定期做相关检查，密切关注。

尚未完全解开的谜 癌症的遗传问题十分复杂，癌症的发生是一个目前尚未完全解开的谜。目前认为，癌症不是遗传性疾病。因此，当家中有人患癌时，切不可过于紧张和担心，要保持心情平静，学习和了解癌的知识，帮助家人树立抗癌信心。

癌症会传染吗

癌症不是传染病！

到目前为止，可以肯定地说，癌症不会传染。

即使种植上也不传染 所谓传染，简单地说就是某种疾病，从一个人（传染源）身上通过某种途径传播到另一个人（易感人群）身上。因此，传染必须具备 3 个条件：传染源、传播途径及易感人群，三者缺一不可。临床资料证明，癌症病人本身并不是传染源。和肿瘤患者共同生活、密切接触均不会被传染。

动物实验也证明，将患癌动物和健康动物长期关在一起，经过反复观察和检查，也未见有任何传染现象。

大量的试验也证实，从患癌的机体上取下的癌组织或癌细胞，直接种植在另一个正常的同类机体内并不能成活生长。某些癌症的发生与某些病毒有关，如乙型肝炎病毒与原发性肝癌有关，虽然肝炎病毒可以传染，但肝癌则不会。

癌症不是传染病 收治癌症病人的肿瘤医院也没有采取像传染病房那样的隔离措施。肿瘤医院的医护人员的癌症发病率，也并不比一般人群高。因此，如果家人或朋友不幸得了癌，就不要顾虑会被传染，而应该多和他们在一起，奉献自己的一份温暖和爱心，这样才有利于病人早日康复。

癌症为什么会转移

癌细胞的生长不受机体的正常调控，很不安分，很容易迅速扩散转移到其他脏器中去。癌细胞转移主要有几种途径：①癌细胞进入血管中，随血液流动而转移到身体各处；②癌细胞进入淋巴管，随淋巴液流动往远处转移；③某些部位如胸膜腔、腹腔的肿瘤，癌细胞可以脱落种植在胸、腹腔表面；④原发灶的癌细胞直接生长向周围临近组织转移。

癌细胞会转移这一秉性与癌的生长方式及癌细胞的特性有关，其原因可归纳为以下几个方面：

繁殖速度快 癌细胞繁殖速度快，由于数量急剧增加，原有的空间容纳不下那么多细胞，肿块边缘的癌细胞就被"挤"进周围的组织。

容易脱离 由于癌细胞表面的化学组成及结构的特殊性，使癌细胞间的黏着力低，连接松散，容易与癌块脱离形成单个癌细胞，为扩散转移创造了条件。

特殊物质 癌细胞能分泌特殊物质，溶解及破坏周围组织，为扩散转移开辟了道路。

附着能力 癌细胞含有一种能促使血栓形成的特殊物质，使癌细胞进入血管后，得以附着在血管壁或其他部位并继续生长，为通过血管转移奠定基础。

其他 一般说来，癌细胞分化差的，发生转移早，转移范围广，恶性程度也高；分化好的，恶性程度就较低。

患同一种癌的不同病人，为什么转移情况也有不同呢？ 这与病期早晚、病人的身体情况以及所患肿瘤的性质、部位有关。癌处于早期阶段，扩散的机会就少，如能及早治疗，就大大降低了发生转移的可能性。如治疗不及时或不规范，就会陷入癌细胞转移此起彼伏的被动局面。另外，身体状况良好，对癌抵抗力强的人，发生转移就可能晚些，转移范围也有其局限性。如果身体状况差，抵抗力低，病情恶化的就快，癌细胞如决堤洪水，势不可挡地蔓延开来。

另外，有些部位的肿瘤比较容易发生转移，像小细胞肺癌就容易发生脑转移，前列腺癌就容易发生骨转移，肠癌容易发生肝、肺的转移；而也有一些则比较规矩，向远处跑的发生率较低，像食管癌、甲状腺癌等。

癌细胞是怎样把我们打垮的

每年，全球有 700 万人死于癌症，我国也有 150 万人因癌症失去生命。为了降伏这类疾病，科学家们付出了极大努力。但直到现在，我们还是没找到完全攻克癌症的办法。

癌症，也叫恶性肿瘤，相对的有良性肿瘤。肿瘤是机体在各种致瘤因素作用下，局部组织的细胞异常增生而形成的局部肿块。良性肿瘤容易清除干净，一般不转移、不复发，对器官、组织只有挤压和阻塞作用。但癌症则会破坏组织、器官的结构和功能，引起坏死出血或合并感染，患者最终可能由于器官功能衰竭而死亡。

癌症病变的基本单位是癌细胞。人体细胞老化死亡后会有新生细胞取代它，以维持机体功能。可见，人体绝大部分细胞都可以增生，但这种增生是有限度的，而癌细胞的增生则是无止境的，这使患者体内的营养物质被大量消耗。同时，癌细胞还能释放出多种毒素，使人体产生一系列症状。如果发现和治疗不及时，它还可转移到全身各处生长繁殖，最后导致人体消瘦、无力、贫血、食欲缺乏、发热及脏器功能受损等。

人体几乎每个部位都可能遭受癌症侵害。本来，人体这个生物机器运行得天衣无缝，然而，癌症改变了这种情形，它的任务就是破坏。如果继续下去，就将拖垮人体。但是，肿瘤不像病毒，不是体外入侵者，它的成分和正常组织一样。因此，机体无法对它进行识别免疫，也就无法在供应营养时进行区别，甚至还会被肿瘤细胞多抢走营养，正常的组织器官得不到足够的营养供应，最终工作失常，引起机体衰竭。

为什么有人生癌而有人不生癌

在相同的致癌因素下，为什么有人生癌而有人不生癌呢？

首先，是由于个体的差别。每个人对癌症都有一定的免疫力，而这种免疫力因人而异。如年轻人免疫力自然就强些，中老年人也就会差些。特别是有的先天性免疫力缺乏者，肿瘤发病率明显增高，可高于一般人群数倍或更多。

其次，由于致癌因素反复作用的结果，尽管在同一致癌因素作用下，每个人接受该因素的强度、数量却可能不同，因此，发病的情况也就不一致。

第三，在同一致癌因素作用下，往往还需某个附加条件才能促使癌症的发生。而这些条件发生在每个人的身上是完全不同的，因此，就会产生有人生癌、有人又不生癌的现象。

癌症患者 5 年生存率是怎么回事

医学界为了统计癌症患者的存活率，比较各种治疗方法的优缺点，采用大部分患者预后比较明确的情况作为统计指标，这就是医师常说的 5 年生存率。

5 年生存率是指某种肿瘤经过某种治疗后，生存 5 年以上的比例。用 5 年生存率表达有其一定的科学性。某种肿瘤经过治疗后，有一部分可能出现转移和复发，其中的一部分人可能因肿瘤进入晚期而去世。转移和复发大多发生在根治术后 3 年之内，约占 80%，少部分发生在根治术后 5 年之内，约占 10%。所以，各种肿瘤根治术后 5 年内不复发，再次复发的机会就很少了，故常用 5 年生存率表示各种癌症的疗效。术后 5 年之内，一定要巩固治疗，定期检查，防止复发，即使有转移和复发也能及早治疗。另外，也有用 3 年生存率和 10 年生存率表示疗效的。

"富而无知" 才会生病

有人提出癌症是"富贵病"的说法，其实是不恰当的。"富了才有这些病"的说法是错的，其实，正确的是："富而无知"才会生病。如果富了又能注意防癌，有健康的生活行为，就可以少生病、少得癌。

在我国，原来食管癌的发病率位居第三位；在上海，胃癌的发病率原来是首位。由于生活水平的提高，蛋白质饮食吃得多了，萝卜干、咸菜吃得少了，亚硝胺等致癌物质减少，食管癌、胃癌就少了。现在食管癌发病率已经退居第四位了，胃癌发病率也已经退居第二位。除此之外，经常食用过烫食物也是食管癌发生的一个很重要因素，了解这一点，在生活中尽量避免进食过热的粥、汤、水，也可以有效地防止食道癌的发生。

但是生活条件的改善，却导致了大肠癌的增多。这是因为生活好了，脂肪物质吃的也多了，汉堡包、炸薯条等含热量较高的西方饮食逐渐占领饮食市场，饮食中肉类、蛋白类高脂肪食物食用量增加，与脂肪摄入过多有关的肠癌也就增加了。有人调侃说："穷人的癌在上面，富人的癌在下面。"上面的食管癌、胃癌少了，下面的肠癌却明显增加。

不过，生活好了不等于肠癌就一定多，只要注意，还是能够预防的。比如，加强运动；养成良好的排便习惯，尽量避免粪便在肠道内停留的时间过长；在进食肉类的同时，合理地搭配绿色蔬菜和含有抗癌成分的菌类，都有助于防止肠癌的发生。

第二章

人为什么会得癌症

化学性、生物性和物理性的致癌因素是常见的致癌因素；环境污染是媒介；不良的生活方式是导火线；居家和饮食中也存在致癌物；不良情绪更是"唤醒"了体内沉睡的癌细胞。

常见的致癌因素

化学性致癌因素

亚硝基化合物及其前体物质 亚硝基化合物常以亚硝胺类化合物为其代表，它是一类很强的致癌物，它在低等和高等动物如鱼、青蛙、小鼠、大鼠、兔、狗、猪、猴、人等身上都能诱发癌症。亚硝胺类化合物主要见于工业上的溶剂、润滑剂和机动车汽油的添加物，农业上用作杀虫剂等。它存在于烟草的烟中、保存不好的谷类和质量差的酒中，用食盐、亚硝酸盐腌制过的肉、鱼、禽等食品中也含有亚硝胺类化合物。长期进食腌制食品的人群，癌的发生率更高。

多环芳烃化合物 包括苯并芘、苯并蒽、甲基胆蒽（又叫奶油黄）、苯等。应用广泛的工业溶剂和稀释剂以及各种化工产品如合成洗涤剂、合成药物、合成染料、化肥及农药等均含有苯类致癌物质。工业废气和汽车废气含有相当数量的多环芳烃，重工业区，交通繁忙的地方，空气中苯并芘等多环芳烃的含量常常超过环境卫生的标准。吸烟、室内生火和熏烧食品也会产生多环芳烃。厨房里燃烧燃料和烹调时的煎炸油烟使厨房内空气中苯并芘等多环芳烃的含量比普通房间高好几倍。烟熏火烤食物不仅使食品部分烤焦，还使食品表面附着许多致癌的烟雾微粒，火烤焦糊的食品中，说来惊人，苯并芘等多环芳烃的含量要比普通食物高出 10～20 倍。

芳香胺和偶氮染料 接触芳香胺类红色染料、炼焦、煤气、焦油和沥青的工人易患膀胱癌。

烷化剂 芥子气、环氧乙烷、氯乙烯和烷化抗癌药物等均为致癌物。

微量元素 过量的砷、铬、镍、镉、铁等微量元素也具有一定的致癌作用。

生物致癌因素

病毒 目前已发现许多病毒与人类癌症的发生有关，如人类乳头瘤病毒（HPV）与妇女子宫颈癌，乙型肝炎病毒（HBV）和丙型肝炎病毒（HCV）与肝细胞癌，EB病毒与 Burkitt 淋巴瘤、鼻咽癌，艾滋病毒与卡波西肉瘤、淋巴瘤和白血病等的发生有关。

霉菌（真菌） 某些霉菌与癌症的发生有十分明确的关系。如黄曲霉菌、杂色曲霉菌产生的黄曲霉毒素 B_1 可能引起肝癌。黄曲霉菌易在湿热的环境中生长，我国南方一些气候湿热地区，如广西的扶绥县、江苏的启东县等，花生、玉米等农产品极易发生霉变，食用这种被黄曲霉菌污染的食物，可能与这些地区肝癌的高发病率有关。发霉食物中除有黄曲霉菌外还含有串珠镰刀菌及镰刀菌素 C 等，这类物质在生物实验中均发现可诱发鼠前胃鳞癌、肝癌和食管癌等。镰刀菌产生的 T－2 毒素在实验动物体内可诱发胃癌、胰腺癌和脑部肿瘤。产生灰黄霉素的青霉菌可诱发小鼠甲状腺癌或肝癌。

细菌 幽门螺杆菌（HP），近年来的研究发现幽门螺杆菌的感染与胃炎、胃溃疡、胃癌有一定关系，螺杆菌可能是胃癌早期阶段的始发（开始引发癌症的）因素。用某些抗生素杀灭螺杆菌可降低胃癌的发生率。胃幽门螺杆菌的感染还与胃的某些类型淋巴瘤有关，幽门螺杆菌的感染治愈后相关的淋巴瘤也会消退。

其他 体内某些寄生虫与某种癌症有关，例如我国"日本血吸虫病"患者中发生结肠癌和直肠癌的人较多，中东地区的"埃及血吸虫病"可引起膀胱癌。与吃鱼生有关的肝吸虫的感染可能引起肝脏的胆管细胞癌。

物理性致癌因素

辐射 包括电离辐射以及非电离辐射，最常见的是电离辐射。辐射的来源有：来自自然界的辐射线，包括来自宇宙的辐射线、土壤或建筑材料的辐射线；人为的辐射线主要来自医用射线诊断。

辐射能导致正常细胞中遗传物质受到损伤，转变为异常细胞，同时机体免疫功能因受辐射而减低，不能清除异常细胞，从而发生癌症。1945 年日本的广岛和长崎受原子弹袭击，幸存者在事后的数年开始直到现在，白血病、乳腺癌、肺癌、骨肉瘤、甲状腺癌、皮肤癌等的发病率明显高于其他地区。1979 年美国三哩岛核电站事故，以及 1986 年前苏联切尔诺贝利核电站事故都导致大量放射物质外泄，不少人因急性放射病死亡，受辐射人群的癌症发病率比普通人群高 7 倍。虽然电离辐射致癌事故的发生率很小，但随着核能的应用和医用放射诊疗技术应用的普及，人们生活中接触辐射的机会越来越多，辐射致癌的发生率也越来越大，所以我们要注意身边的辐射。

医用X射线　早期的医疗用的 X 射线，由于没有注意防护，导致放射学家患白血病机会较一般人为高。物理学家居里夫人和她的女儿因长期接触放射性物质——镭，都死于白血病。长期接触 X 射线镭、铀、氡、钴、锶等的放射性同位素可以引起人类各部位的癌症，如皮癌、白血病、骨肉瘤、淋巴瘤、肺癌、乳腺癌、肝癌等。据美国统计，放射工作者患白血病的人数是一般人的 8～10 倍，因此现在要求孕妇和婴儿尽可能不作 X 线检查。

不过，放射线虽可致癌，但在接受较大放射剂量治疗的患者中，致癌的危险性也仅是稍有增加而已。接触过较大量放射线的成年人，发生实体性肿瘤的危险多在晚年，与发生自发性肿瘤的发病年龄也差不多。而且，确定某一病例的肿瘤系射线辐射所致还是自发发生的，往往十分困难。

长期机械性刺激 也是一种潜在的危险因素。例如因损伤形成的尖锐牙齿，或不合适的假牙托的长期摩擦，可能引起舌癌或颊黏膜癌。皮肤表面的痤疮、疣，经常抠、挠，会造成增生性病变，甚至皮肤癌。如石棉或玻璃纤维被吸入肺内，可导致肺癌或胸膜间皮瘤。令人触目惊心的是一些工人长期暴露于石棉环境之中，同时又是吸烟者，他们患肺癌的几率比不接触石棉又不吸烟者高数十倍。

环境污染是媒介

环境污染导致癌症发生率上升

肺癌的患病率逐年升高，这与工业废气、大气污染严重有关。肝癌则是地理分布规律性最明显的一种癌症，主要分布于赤道至暖温带附近，而寒温带少见。这是因为暖湿气候有利于黄曲霉菌生长，而人常吃带黄曲霉菌毒素的食物，肝癌发病率增高。

另外，现代的工业活动释放了大量的致癌物质。据统计，全世界已有 6 万多种有毒物质，但每年还有 2000 多种新毒物合成，其中大部分直接进入大气环境，它们被大气中的风散布到世界各地。地球是被大气层包裹的，无论我们在哪里，大气都是生存不可或缺的组成部分，我们呼吸着被人类自己污染了的空气，同时也就将各种致癌物质吸进了体内。作为呼吸的重要器官，肺不可避免地受到侵害。因此各种癌症，尤其是肺癌的发生率升高最为明显。

另一部分污染物，则通过海水环游各地，从北极冰岛到南极大陆，全球不论哪一个海域，不管它与工业活动区有多么遥远，到处都能不同程度地检测到有害物质。有的浓度虽然不高，但这些有害物质通过大气的长途扩散和雨水沉降后长期沉积在海水和陆地上，沉积在食物链上，由此，高级食肉动物开始在它的组织中出现大量的有毒物质，人们长期食用这些被人类自己污染了的肉类和粮食，必然导致癌症发病率和死亡率的逐年上升。

路边散步小心汽车尾气

汽车尾气也是环境污染的一个重要方面，其有害物质主要是存在于颗粒物部分中的多环芳烃类物质，以及其中含有的二氧化硫、二氧化碳、一氧化硫等。高浓度的汽车尾气可使人体细胞损伤、细胞免疫及体液免疫功能降低，对疾病的抵抗力和抗肿瘤能力明显下降。

随着经济的快速增长，人民的消费水平不断提高，汽车的购买量也迅速增高，人类长期呼吸这样的尾气，导致肺癌的发病率明显提高，尤其是喜欢锻炼的中老年人，大多从出门就开始散步，活动量逐渐加大的同时，从路边吸入的汽车尾气也不断增加，导致由此引发的肺部疾病不断增加，所以，为锻炼而出门的人们最好选择车行较少的道路或时间出门。

水污染诱发食管癌

癌症的发病与日常饮水有着很大的关系。各种含有致癌物质工业废水的排放，成为饮水污染的罪魁祸首。直接排放入河流，或排放至地表的废水逐步渗透入地下水中，将可饮用水全部污染。

很多岩溶地区的居民，由于其所处地形比较特殊，即使当地的降水量丰富，地壳水仍然严重缺乏，居民大多饮用塘水和塘边的井水，部分居民饮用河水、山渠水等；还有些山区的居民，因山区气候干旱，植被破坏，基岩裸露，地表植被和表层土壤减少，缺水严重，所以多饮用井水、窖水、池水，因易导致水质严重污染而使这些地区成了食管癌的高发区。

另外，自来水中加入的消毒剂——漂白粉，会释放出活性氯，长期饮用带活性氯的自来水，可能诱发膀胱癌和直肠癌。致癌物不是漂白粉本身，而是它与水中的污染物起化学作用而产生的一些氯化合物。

农药污染成为元凶之一

现在市面上有很多反季节性的水果与蔬菜，这些食品需要连续多次施药后才能成熟上市。而在这个过程中，农药在果蔬的表皮及植物体内富集，通过植物、昆虫、鱼类、鸟类及气、水流通的作用，转化和积累。

调查结果显示，在施用农药过程中，农作物、畜类、水产类等都可能受到农药污染。污染物可通过多种途径进入人体内，影响人的神经、肝脏、肾脏等器官，引起慢性中毒，诱发癌症等多种病症。

所以我们在生活中注意防范农药的污染问题，下面为清除蔬菜上残留农药的一些技巧：

（1）针对叶类蔬菜，如白菜、生菜等，可先用水冲洗掉表面污物，然后用清水浸泡。浸泡时间不少于10分钟，这样基本上可去除大部分残留的农药成分。

（2）针对带皮的瓜果类，如黄瓜、茄子、西红柿、苹果等，可考虑将皮去掉后再食用。

（3）对一些易于保管的蔬菜，可以通过一定时间的存放，来减少农药残留量。空气可以缓慢地分解农药中对人体有害的物质。这种方法适用于冬瓜、南瓜等不易腐烂的品种。一般应存放10～15天以上。

产生臭氧的复印机对身体危害大

有人说臭氧多么多么好，甚至可以洗浴养颜……但为什么又说复印机产生的臭氧有害呢？这是因为低浓度的臭氧可消毒，但超标的臭氧则是个无形杀手！而复印机墨粉发热产生的臭氧及有机废气更是一种强致癌物质，会引发各类癌症和心血管疾病。

目前，复印技术已经越来越广泛地进入到人们工作、学习、生活的各个领域，人们接触复印机和复印制品的机会也越来越多，但它们对人体健康的影响尚未引起人们足够的重视。据国外研究报告，静电复印机对人体健康有以下三方面的影响：

（1）在复印机工作时，因静电作用使复印室内具有一定的臭氧。在经常使用复印机的地方，臭氧浓度足以危害人体。通过对一些使用复印机的办公室和公共图书馆的监测发现，在距复印机 0.5 米的地方，臭氧浓度达 0.12 毫克/升。这些臭氧是复印机中带高电压的部件与空气进行化学反应产生出来的。臭氧具有很高的氧化作用，可将氮气化成氮氧化物，对人的呼吸道有较强的刺激性。臭氧的比重大、流动慢，加之复印室内因防尘而通风不良，容易导致复印机操作人员发生"复印机综合征"。主要症状是口腔咽喉干燥、胸闷、咳嗽、头昏、头痛、视力减退等，严重者可发生中毒性水肿，同时也可引起神经系统方面的症状。此外，某些复印机操作人员的皮肤过敏症状也可能与接触被污染的复印纸有关，因为复印纸中含有一些特殊的添加成分，并在复印过程中会产生纸屑尘。

（2）目前使用最广泛的是有碳复印机，它使用的显影粉有干、湿两种。干性显影粉系用特级碳黑制作，其中的环芳烃具有致癌作用。湿性显影粉是将碳黑分散在烃溶剂中，而含有 10～20 个碳原子的脂肪烃有助于肿瘤的生长。由于所用烃类的沸点较低而易挥发，通风不良会对长期接触者产生危害。

（3）无碳复印机的显影材料有很大刺激性，可以引起皮肤、眼睛、呼吸道和神经系统等方面的病症，如嗓子痒、眼睛痛、流泪、皮肤痒、头痛等不适，另外，无碳复印在复印过程中也可释放一些可能致癌的其他物质。

正因为如此，健康办公产品越来越受到人们的重视，环保型复印机正是在这种时代背景下产生的。环保型复印机通过选用可重复利用及无污染的材质，保证了复印机在报废以后，不会对人类的生存环境产生污染。通过采用节电、节粉等节能技术，采用充电辊、转分带等新技术，使复印机在工作过程中产生的臭氧等有害气体、粉尘微粒、噪音都降到了极低的程度，不再对操作者产生任何身体上的伤害，从而使人们的办公环境更加安宁与清新。

导火线——不良的生活方式

作息不规律的人易患癌症

"日出而作，日落而息。"这是长期以来人类适应环境的结果。作息不规律会损害身体健康。因为人体肾上腺皮质激素和生长激素都是在夜间睡眠时才分泌的。前者在黎明前分泌，具有促进人体糖类代谢、保障肌肉发育的功能；后者在入睡后方才产生，既促进青少年的生长发育，也能延缓中老年人衰老。故一天中睡眠最佳时间是晚上 10时到凌晨 6 时。

因此，人们要想远离癌症，有一个健康的身体，就要严格按照自然规律安排自己的工作和生活，否则就等于自取灭亡。

癌症患者通常都有一些违反自然规律的生活方式及习惯，比如：作息无定时，晚睡晚起，缺乏运动，饮食不健康等等，这些做法都会导致体内的激素分泌紊乱，造成细胞的发育不平均，从而出现肿瘤。

所以，我们一定要摒弃作息不规律的习惯，只有这样才能让自己的生活顺应自然，才会远离癌症，才会有生命的岁月久长，繁衍不息。

过度晒太阳会发生皮肤癌

时下跟潮流的男男女女大多认为晒得黝黑十分"酷"，一些上了年纪的老年人也认为防晒是年轻人的事，与自己无关，其实防晒是一辈子的事情。

长久的暴晒，可能会扰乱人体细胞脱氧核苷酸的循环过程，伤害表皮内细胞，引起毒性物质分泌，诱发细胞恶变而致癌。患黑色素瘤的患者，无一例外地在早期生活中有强烈的阳光暴晒史。长期工作在阳光下的农民、渔民、野外工作者较室内工作者发生皮肤癌的几率大很多。

此外，过强、过度的日晒，还可能灼伤皮肤，出现红斑，危及皮肤结缔组织，使皮肤过早衰老，出现皱纹、干枯、松弛、角化或老年斑。

"病从发入"——染发诱发皮肤癌和膀胱癌

如今的老人只要银丝一爬上头，便唯恐被人视为衰老之征，不惜成年累月地反复染发。而年轻人追赶潮流，恨不得染个五颜六色来标榜自己的与众不同。

有资料显示，如果长期使用染发剂，只要 1‰ 被皮肤吸收进入人体，就会蓄积中毒，其中的化学物质与某些细胞结合，可导致细胞核内脱氧核糖核酸受损，引起细胞突变，而诱发皮肤癌、膀胱癌、白血病等，为此专家们告诫我们要警惕"病从发入"。

我们应该知道染发的原理：就是将头发表层的毛鳞片打开，让颜色颗粒进去。头皮是人体毛囊最多、最密集的部位，染发剂中的有害物质通过头皮以及挥发经过毛囊进入人体。即便没有直接接触头皮，化学成分经过挥发形成的气体也会通过毛囊进入人体。染发剂最常见的危害就是过敏反应，比如局部的皮肤出现红斑、水泡、瘙痒及过敏性皮炎等症状。严重的过敏人群则会发生全身性的过敏现象，比如呼吸道痉挛等，甚至危及生命。长期染头发确实会对人的身体健康有影响。

染发的时候尽量不要把染发剂弄到头皮上，每年染发的次数最好不要超过两次。专家建议，如果没有必要就尽量不染发或者少染发，尽量防止染发剂直接接触皮肤，以此来尽量减少染发剂造成的危害。

特别说明的是，有过敏体质者、血液病患者不要染发，孕妇和哺乳期妇女亦不宜染发，以免危及下一代。

长时间关窗看电视习惯定要改

很多家庭都会关窗看电视，可大家知道吗？电视机和其他视觉放射画面可以发出一种危险的能量——在电视机的尘埃里，平均每克就能检测到 4.1 微克的溴化二恶英和 230 微克的溴化二苯醚，而这些溴化物是可以致癌的。如果人们在看电视时经常关闭着门窗，则会容易呼吸这样的空气，使人染上癌症。如果还加上开着冷气的话，则更具危险性。

不少研究还表明，荧光屏中可辐射出少量的电磁射线。经常处在这种电磁辐射下，对身体亦是有害的。特别是孕妇，在怀孕的头 3 个月，应适当减少看电视的时间，至少不要近距离坐在荧屏前，并尽量避免正面对着荧屏。

一份研究报告发现，包括电视屏幕在内的视频显示器，可直接影响人的眼睛、骨骼和肌肉，间接地引起紧张和压力。

不过，人们不必过分担忧，如果仅是在门窗关闭的情况下看一两小时电视，其危险性并不大。只有在连续数小时开着电视机并关闭门窗时才可能有导致不良影响的危险。而且只要打开窗子，这种危险的致癌因素便会云消雾散。所以在看电视时，尤其在连续看电视超过两小时的情况下，即使是在寒冷的冬天，也一定要记得不时地打开窗户。

最后，要想保证居室内舒适的环境，最重要的方法就是通风换气、采光日照。开窗通风是最有效、最经典、最传统，同时也是最方便的保健、防癌方法。

居家中的致癌因素

洗衣粉——荧光增白剂带来的伤害

洗衣粉是每个家庭的必备用品，污秽的衣服在洗衣粉的魔力下会变得清洁干净。但人们要清楚地意识到，洗衣粉同样给我们的自然环境和人体健康带来了副作用。已有足够证据证明：含有磷、苯、荧光增白剂的合成洗衣粉有促癌，致癌作用。

目前市场上供应的合成洗衣粉，其主要成分是三聚磷酸钠、十二烷基苯磺酸钠、荧光增白剂等物质。十二烷基苯磺酸钠对动物和人具有多种毒性作用，有致癌、致畸、致突变作用。荧光剂又称荧光增白剂，是一种可吸收紫外线而发射蓝光、磷光的化学染料，用于纺织、塑料品的染色。在日常生活中，大量用于洗衣粉、清洁剂、纸张、荧光灯制造等领域。使用添加了荧光剂的洗衣粉，洗涤后衣服看上去白亮洁净，但组织纤维中往往会残留有荧光剂的成分。荧光剂是一种潜在的致癌因素，大量的研究表明，荧光剂不容易分解，它与人体中的蛋白结合力强，一旦结合，想把它除去非常不容易；万一身体有伤口，荧光剂和伤口的蛋白结合，会阻碍伤口的愈合。荧光剂与皮肤黏膜接触，也会对人体产生刺激，引发过敏瘙痒，造成过敏性皮肤病发作。荧光物质可使细胞产生突变，最终可使细胞癌变。

内衣裤、婴儿纸尿裤、卫生巾等用品不宜使用含荧光剂的物质。买回来的内衣内裤最好在清水中洗涤一次后再穿着，以防止荧光剂对人体的健康造成危害，许多国家和地区都已在法令中明确规定：卫生巾、纸、纸尿裤、纱布、棉花、绷带、面纸等日常用品中不准含有荧光剂。

当然，不能说恶性肿瘤都是因为洗衣粉造成的，但不能因此而不重视它对人体的危害。所以我们应尽量使用无磷、无苯、无荧光剂的肥皂粉，或者选用低磷、低苯的洗衣粉。同时要重视洗衣粉的毒副作用，不要乱用，用后要清洗干净。这样既可达到清洁作用，又有利于身体健康和环保。

正确使用爽身粉，警惕卵巢癌

在夏秋季节，因为天气炎热，女性朋友都喜欢拍些爽身粉在身上，一来可以去除汗味，二来也可使出汗的身体变得干爽起来。

其实，爽身粉若使用不当，则会给女性带来健康隐患，严重时甚至会诱发卵巢癌。

也许有人会问：普通的爽身粉怎么可能诱发卵巢癌呢？因为爽身粉、痱子粉的主要原料是滑石粉，而滑石粉是由氧化镁、氧化硅、硅酸镁等原料组合而成的化合物，氧化镁的性质比较稳定，对人体健康没有损害，而硅酸镁的性质却不稳定，硅酸镁是一种致癌物。妇女盆腔内的脏器，尤其是内生殖器与外界相通，涂在外阴、大腿内侧、下腹等处的爽身粉很可能通过外阴、阴道、宫颈进入输卵管和腹腔，并附着积聚在输卵管和卵巢表面，经过长期慢性的反复刺激，即可诱发卵巢癌。

所以，女性朋友涂爽身粉的时候千万要避开这些地方。

带有放射性物质的首饰

经济的快速发展带动了物质的消费，琳琅满目的珠宝也在被更多的人用来进行装饰，在追求美的同时，千万不要忽视首饰的放射性，因为这些首饰很有可能正侵害着你的健康。

无论是石头还是金银，大多都是从天然的矿石或土壤中发掘出来的，而被埋藏了千百年的这些珠宝大都会含有多种金属元素，其中也许就夹杂着能够导致癌症的放射性物质。长时间佩戴有放射性的饰物，就如同长期带着一个放射源，危害多多。而且，在珠宝的切割制作过程中，也免不了使用各种化学物品，如果后期处理不得当，化学物品的残留就是最大的隐患。

因此，对于自己没有把握的珠宝还是谨慎为好。当然，能够上市销售的珠宝大都经过相应的处理和检测，目前大多数大品牌的珠宝也均有这方面的保证，还是可以放心佩戴的。

报纸——不可忽视的油墨污染

有些年轻朋友吃饭的时候为了不弄脏桌子，便在桌上铺几张报纸，这样既方便又省掉了擦桌子的麻烦。可你知道么？这种"懒"方法可能会使人致癌。

报纸当"桌布"会导致油墨污染和病毒传播。目前，我国的报纸印刷基本都是采用油墨，油墨中的颜料颗粒很细小，吸附能力很强。其中含有铅、铬、镉、汞等重金属元素，均具有一定的毒性。

此外，油墨中含有一种叫做多氯联苯的有毒物质，它的化学结构跟农药差不多。如果用报纸包食品，它就会渗到食品上，然后随食物进入人体。人体内多氯联苯的储存量达到 0.52 克时会引发中毒。轻者眼皮红肿、手掌出汗、全身起红疙瘩；重者恶心呕吐、肝功能异常、肌肉酸痛、咳嗽不止，甚至导致死亡。这些毒素还能引起人体细胞的癌变，甚至破坏细胞的遗传基因。

专家提醒，已经用废报纸包裹东西的朋友，要尽快把它拆掉，以免受到不必要的油墨侵害；平时要养成良好的读报看报姿势，不要一边看报纸一边吃东西，看完报纸一定要洗手；废旧报纸应集中存放及时处理，千万不可把报纸当成包装纸。

把好家具的质量关

家具可以说是日常生活不可缺少的东西，好的家具会给生活带来方便、增添色彩，但是，质量不过关的家具都如人头上悬着的利剑，时刻威胁着我们的健康。

家具的制作过程中难免需要用到粘合剂，而这些化学物品中多少都会含有一些如甲醛、苯类的致癌物质，少量当然没有问题，可是为了家具结实耐用，许多生产厂家经常超量使用粘合剂，甚至有一些地下工厂使用碎木屑和粘合剂混合，充当完整木头，其中含有的致癌物质更是数量惊人。

家具是不能不用的，因此，在购买时，一定要注重家具的质量，确认环保标识等，买回家后也要通风放置2～3个月再使用。

蟑螂身上的病毒——传播癌症的媒介

蟑螂喜欢选择温暖、潮湿、食物丰富和多缝隙的场所栖居，有群居的习性，蟑螂为杂食性昆虫，人和动物的各种食物、食用油类、排泄物和分泌物以及垃圾均可为其食物，尤嗜食富含淀粉及香甜的发酵食品和新鲜的肉类，并需经常饮水；有时还啮食书、皮革、毛发、壁纸、昆虫或动物尸体、新鲜或干燥之血液、粪便、患者之痰，甚至还咬熟睡者的手指或脚趾。蟑螂的耐饥力较强，德国小蠊在有水无食时可存活 10～14 天，在无水有食时存活 9～11 天，在无水无食的条件下仍可存活 1 周。

蟑螂对人类的危害主要是传播各种病原体。长期研究表明，蟑螂可携带肝炎病毒以及多种致癌、致畸的真菌和霉素。蟑螂能携带的细菌病原体有 40 多种，以肠道致病菌为主；携带的寄生虫卵可达 20 余种；并能携带多种致病病毒和有毒的霉菌。蟑螂主要通过到处活动、取食而污染环境和食物，从而传播各种病原体，因此它们在取食等活动过程中，不可避免地对人们的食物以及其他一些生活用品造成污染，严重地威胁了人们的健康，滋扰了人们的正常生活。科学实验确认，从蟑螂体内可分离出病原微生物，从蟑螂体上及排泄物内发现肺结核菌、伤寒杆菌、痢疾杆菌及蛔虫、绦虫、血吸虫及钩虫等寄生卵，严重危害人们的健康。

所以，为了消灭蟑螂，你必须做以下工作：

（1）清理垃圾和不用的物品，特别是家中的书报纸和杂志。

（2）检查家具下面和后面，以及假天花板、气槽和电线槽等隐蔽处。

（3）把天花板、墙壁和地板上的裂缝和罅隙用不保温材质填补，最好密封。

（4）所有蟑螂残骸、卵鞘一定要捏碎清除，以免卵鞘孵化继续作祟。对于卵鞘一定要焚烧或冲入下水道。

（5）家具应尽量避免使用夹板或天花墙，而应选择铝、不锈钢、塑胶等材质的家具，既容易冲洗，又没有保温效果，蟑螂不易生存。

（6）家具摆设最好与墙壁保持适当间隔，以使蟑螂不易藏匿。

家庭辐射也致癌

随着现代科技的高速发展，一种看不见、摸不着的污染源正在侵蚀着人们的健康，这就是被人们称为"隐形杀手"的辐射污染。纵观我们身边：手机、电脑、微波炉、打印机……这些物品都有辐射，而正是这些辐射把我们拽向癌症的深渊。

那我们要怎样远离致癌辐射呢？

首先防家电辐射。音响不要放在卧室，更不要放在床头，如果长期睡在高磁场的地方，辐射的影响是可预见的；微波炉的磁场极高，它的微波辐射对男孩伤害要更大；电冰箱是厨房中一个高磁场的所在，特别是冰箱正在运作、发出嗡嗡声时，冰箱后侧或下方的散热管线释放的磁场更是高出前方几十倍甚至几百倍。用吸尘器把散热管线上的灰尘吸掉，可以提高冰箱的效率，也减低家中的磁场。

其次要防手机辐射。手机不要挂在胸前，否则会对心脏和内分泌系统产生一定影响；也别放枕头边，手机辐射对人的头部危害较大，它会对人的中枢神经系统造成机能性障碍，引起头痛、头昏、失眠、多梦等症状，有的人面部还会有刺激感。

最后在饮食上注意，要多吃胡萝卜、西红柿、海带、动物肝脏等富含维生素 A、维生素 C 和蛋白质的食物，能加强机体抵抗电磁辐射的能力。

炒菜做饭的油烟

许多家庭主妇长时间在厨房操作后便出现头痛、胸闷、耳鸣等症状，如果待在厨房时间较为集中、时间较长，严重的还会导致失眠、记忆力减退、肺炎等症状，最让人奇怪的是这些主妇大多数不吸烟，却也是肺癌的高发人群，这到底是为什么？

医学家通过研究得出了结论：

中国菜肴的烹饪特点是"急火炒菜"，非要将锅里的油烧得滚烫，有时甚至会冒烟，才将菜下锅。要知道，常用食油加热到 270℃～280℃ 左右所产生的油雾凝结物，有致突变的作用，可导致人体细胞染色体的损伤，油锅里腾起的烟雾中，含有一氧化碳、氮氧化物等多种能致癌的化学物质，并造成空气中苯并芘的含量升高，经常感受到油烟刺激的人，患肺癌的危险会明显增加。油烟不仅易使其患肺癌，而且对其肠道、大脑神经等的危害也较为明显。因此，需要提醒常在厨房做饭的人注意：

（1）改变烹饪习惯，不要使油温过热，炒菜时油温尽可能不超过 200℃（以油锅冒烟为极限），这样就可以减轻"油烟综合征"。

（2）要做好厨房的通风换气，在烹饪过程中，要始终打开抽油烟机，烹调结束后最少延长排气 10 分钟。

（3）适当开启厨房窗户和其他房间的门窗，使厨房内的浊气能及时排出，新鲜空气能流进来，有利于燃料的充分燃烧，减少由于能源的低效燃烧导致大量有害气体的生成。

"病从口入"的严重性

狼吞虎咽易患胃癌

现在很多年轻人在就餐时，为了赶时间狼吞虎咽，快吃快喝成了他们的饮食习惯。专家指出，这种习惯对健康很不利，进食速度过快容易造成消化系统损伤，并可能增加患胃癌的几率。究其原因如下：

（1）粗硬食物易造成上消化道黏膜的机械性损伤。进食速度过快，一方面粗硬的食物容易刮去上消化道黏膜表面所覆盖的黏液，擦破食道黏膜，造成损伤或形成疤痕而增加了修复损伤时的细胞的癌变的机会以及疤痕癌发生的可能；另一方面，上消化道的黏膜及其表面的黏液是器官的保护层，保护层遭到破坏后，食物中所含有的各种致癌物质容易侵害消化道而发生癌变。

（2）烫食下肚，易灼伤上消化道黏膜而诱发癌症。进食滚烫的汤、粥、羹、茶之类的饮食，由于食物温度过高，会灼伤食道黏膜并使之坏死，长期下去，可使该部位癌变。食管癌流行病学调查表明，喜欢吃烫食的人易患食管癌。

（3）进食过快，不能充分发挥唾液的抗癌作用。由于环境污染日益加重、各种各样的食品添加剂以及食物的保存不当、烹调不当等，致使我们吃到的食物含有种种致癌物质。如果我们进餐时细嚼慢咽，口腔内的唾液腺就能分泌大量的唾液与食物充分搅拌，而唾液犹如门卫，可以拒致癌物质于门外。据科研人员研究，在咀嚼时人体分泌的唾液中加入强致癌物——亚硝基化合物、黄曲霉素等，发现唾液对这些有毒有害物质具有明显的解毒作用，起到了

"防癌于未然"的作用。由此可见，唾液是人体特有的抗癌剂。

所以，要想健康不得病，就要注意养成细嚼慢咽这一良好生活习惯。这也是正确的进食方式。

腌制食品中的致癌物

腌制食物是传统食品，很多家庭都有腌菜的习惯。但腌制食品多吃、偏吃对人的身体则不利。这是因为：蔬菜腌制后，其所含的维生素损失较多，维生素 C 几乎全部损失；腌制的酸菜中含有较多的草酸和钙，由于酸度高，食后容易在肠道吸收，经肾脏排泄时，草酸钙结晶极易沉积在泌尿系统形成结石。

腌制食物在腌制过程中，常被微生物污染，如果加入食盐量少于 15％，蔬菜中的硝酸盐可被微生物还原成亚硝酸盐，人若进食了含有亚硝酸盐的腌制品，会引起中毒。其症状为皮肤黏膜呈青紫色，口唇和指甲床发青，重者还会伴有头晕、头痛、心率加快等症状，甚至昏迷。

目前，为了防腐和增加色泽，加工部门在国家允许的标准计量范围内，可以在咸肉、火腿、香肠等鱼、肉制成品中添加亚硝酸盐，一般不会影响健康，但如果添加超量或使用过多也对健康不利。其次，要避免亚硝基化合物在体内合成。有人认为，在特定的环境下，硝酸盐可能在胃中还原为亚硝酸盐，可与胃内的蛋白分解产物结合，合成亚硝胺，亚硝胺是一种致癌物质，久而久之，容易引起癌症。

这样，就要保持好自己肠胃的健康，如维持口腔及胃内的正常细菌活动，避免胃酸缺乏，也不能让胃酸过多等。再有就是少吃腌制及不新鲜的食品，中国南方也多有腌制的酱菜、泡菜、咸菜、鱼、虾酱等，多含有亚硝胺类物质，不应食之过多。常温下的剩菜、剩饭，含有的亚硝酸盐会随时间推移而迅速增加，从防癌角度出发，均不提倡食用。

阻断亚硝基化合物在胃内合成，维生素 C 起着重要的作用。绿叶菜以及猕猴桃、菠萝、橘子等水果都含有大量的维生素 C。多吃新鲜蔬菜、水果，对防癌是有好处的。还有研究认为，麦芽、谷芽、杏仁、胡桃含有较多的维生素 E，对阻断致癌物也有好处。尽管我们每天吃进的食品难免会有致癌物的前体，有些致癌物也防不胜防，但生活中多多注意营养物的搭配，就会远离癌症。

食用霉变的食物易患三种癌

霉菌广泛存在于自然界，青霉素、链霉素等给人类抗感染立下了汗马功劳，然而，一些霉菌病也给人带来不快。近年来，发现一些癌症也和霉菌有关，如黄曲霉、青霉、毛霉等，寄生霉菌的代谢产物许多都是毒力强大的致癌物。其中，最危险的是黄曲霉菌 B_1，这些霉菌主要和肝癌、肾癌和结肠癌有关，实验证明，黄曲霉毒素引起肝癌的能力比致癌物二甲基亚硝胺强数十倍。

黄曲霉主要污染粮油及其制品，按粮食的种类分析，花生被污染的几率较大，如花生米、花生油、花生酱等，其次是玉米和大米，也有人发现，杏仁、胡桃等干果也可遭到污染。从地理分布来看，除东南沿海以外，我国中原大地也是玉米、花生的主产区之一，这些地区肝癌的发病率也不低。

消除黄曲霉毒素的主要方法是防止霉变和减少污染。大米、玉米、花生等粮食作物产量大，分布广，储存任务重，加之我国气候变暖，一旦发生霉变，则致癌物的危险性会明显加大。黄曲霉毒素一怕热，二怕碱，在碱性条件下，黄曲霉毒素 B_1 可以转化为可溶于水的香豆素钠盐。所以用2％的碱处理后再用水认真处理，可以去掉大部分的致癌成分。

目前，在城市家庭中，存粮的现象日渐减少，一些老人操持家务仍有存储粮油的现象，为防止霉菌污染，家庭购粮一次不宜太多，高温梅雨季节，挂面等制成品应注意通风干燥，购买花生、玉米应认真挑选，检出霉变、发芽、虫蛀的部分。食油也不宜放置太久，随购随吃，对于变色、有沉淀的花生油、豆油之类等应弃之不用，以防祸从口入。

烘烤和煎炸食物要远离

据说人类发现用火是由于森林起火烧焦动物而引起的，从那时起，便尝到了烧烤味道的鲜美。时至今日，烧烤熏炸食品气味香，味道美，仍不免会令人垂涎三尺，受到各种年龄人们的青睐。这类食品少量吃点在所难免，如果大量贪食，可能会对健康不利。化学家在研究癌症病因时，发现一种很强的致癌物质——苯并芘，它属于多环芳烃类化合物，与熏烤煎炸食物有关。

熏烤煎炸食物产生的致癌物与加工的手段和条件有关，在食品加工中，油温过高，动物性蛋白食品经过煎、炸等高温处理会分解出致癌的诱变剂，就是烧烤焦糊的谷类食品也应当小心。曾有人用高温加热的油喂大鼠，数月后发现有胃溃疡、胃乳头瘤癌、肝肿瘤、肺癌、乳腺癌等肿瘤发生，故煎炸食用油必须新鲜，陈油不可长期使用，不应用同一锅油反复煎炸食品。家庭油炸食物的剩油也不应长期储存，必须及时更换，不应吝惜。

熏烤食物的方式与致癌物含量有相关性，炭火熏烤苯并芘含量高，如炉内炭火熏烤则会更高，日常生活中油煎鸡蛋的油温不宜过高，焦糊食品不论蛋白食品还是淀粉食品均不提倡食用，带糖的焦化物也认为可能与致癌有关。世界卫生组织和联合国粮农组织曾两次指出：富含碳水化合物的低蛋白食品，包括蛋白类和淀粉类食品经过煎炸、烧烤等高温制作还会产生致癌物丙烯酰胺。故应提倡蒸、煮、炖等食物加工方式，提倡绿色食品、清淡饮食及科学的加工方法。

过烫的食物会把癌症"烫"出来

"吃东西太烫，也能得癌。"老百姓中流行这么一句话，究竟是不是这样，为什么又会出现这种情况呢？

温度对人具有诸多微妙的作用。生命在进化中都有自身最适合的温度，进化程度越高，要求的最佳适宜温度也越严格。人体体温在 37℃ 左右时，代谢活动处于最佳状态，人体细胞对高温的耐受性比低温差。

中国新疆哈萨克族居住的地区喜欢饮用热奶茶，一日数遍；东南沿海潮汕地区喝"功夫茶"，也是趁热饮用；移居到新加坡的福建人后裔仍有喝热饮的习惯，上述地区喝热茶者的食管癌发病率高于不喝热茶的人群；太行山区的大碗热粥也是趁热才吃，这些地区也都是我国食管癌的高发区。当然，肿瘤的发生原因复杂，均非单一因素，流行病学调查显示，太行山区的食管癌高发区除热食外，饮食还有粗、快、硬等特点。日本奈良等食管癌高发区还有吃热茶煮米粥的习惯，并且爱吃蕨菜，这也是相关因素之一。

研究发现，人体在 37℃ 左右的情况下，口腔和食管的温度多在 36.5℃～37.2℃，最适宜的进食温度在 10℃～40℃ 左右，一般耐受的温度最高为 50℃～60℃。当感到很热时，温度多在 70℃ 左右。经常热食的人，在温度很高的情况下也不觉得烫，但是在接触 75℃ 左右的热食热饮时，娇嫩的口腔、食管黏膜会有轻度灼伤，灼伤的黏膜表层会及时脱落、更新，基底的细胞会迅速增生、更新、补充，久而久之，细胞增生的速度如异常加快或在不良刺激下发生变异，则会发生恶变倾向。

另外，由于黏膜受到热刺激而不断增生、增厚，增厚的黏膜对热刺激的反应会越来越不敏感，加之食管黏膜的神经反射本来就很迟钝，这样会越来越不怕热，越不怕热会越敢吃烫的东西，而吃得越烫，口腔黏膜会越增厚。如此恶性循环，人会不由自主地接受越来越严重的灼伤刺激。这种刺激带来的损伤还有可能引起久治不愈的食管炎，这种食管炎有时伴有间变细胞，有人认为这有可能是癌前病变之一。研究发现，食管癌往往和食管炎同在，食管炎往往比食管癌早 10 年。

饮食过烫，不论从防癌或一般饮食卫生角度分析，都属于不良的饮食习惯。青少年的口腔黏膜更加脆弱，应从小养成食不过烫的生活习惯。有食管贲门癌家族史者更应早日纠正这种不良的饮食习惯，并及时到医院检查。有些患者食管黏膜神经反射不敏感，往往发生进食哽咽时才到医院检查，多已是进入晚期，失去了早期手术的机会。

火锅汤并非精华

吃完火锅再喝口热乎乎的汤是许多人的饮食习惯。但许多人却不知道，反复沸腾过的涮羊肉汤不仅没有营养，而且汤里含有一些对身体有害的物质，原因是一些人以为涮火锅的汤汇聚了羊肉、肥牛、豆制品、海鲜等食品的精华，味道鲜美而且营养丰富，所以喝点汤是"大补"。其实，吃一顿涮羊肉的过程中，同一锅汤要反复沸腾，其中已有的营养物质经过这样几十甚至上百次的沸腾，都已被破坏，我们谁都不会认为蒸锅里的水有营养，经过多次沸腾的汤其实就与蒸馒头时蒸锅里的水是一个道理。

此外，吃一次涮羊肉一般需要一个小时以上，这期间，火锅里会有很多食品在反复煮，比如配料或是没有捞出来的羊肉、肥牛等。这些物质在高温中长时间混合煮沸，彼此之间会发生一些化学反应，有关研究已证明这些食品反应后产生的物质对人身体不仅没有益处，甚至还会导致一些疾病的发生。

火锅吃多了或食用方法不正确就会引起多种疾病，最常见的是口腔黏膜损伤、痛风、寄生虫病，甚至可能导致口腔癌。

还有些人吃完火锅就会嘴角生疮，或在嘴唇上方长出一排红色的小水疱，这就是俗称的"上火"。其实这是单纯疱疹感染，虽无痛感，但有的人可能发展为疱疹性口疮和疱疹性牙龈炎。

最后切记的是，吃了牛羊肉和海鲜、蘑菇火锅后不能喝其中的汤，还要少喝酒，否则会造成尿酸在血液中沉积，这些都容易导致痛风。这是因为火锅里的牛羊肉、海鲜、蘑菇等，含有大量可引发痛风病的一种有机化合物——嘌呤，而火锅汤内嘌呤含量比肉类高得多，所以火锅汤就是典型的"超级健康杀手"，大家还是少碰为妙。

喝放置三天的凉开水会致癌

老年朋友都喜爱喝凉开水，每次烧很多，喝不完就留着下次喝。有时过了几天还继续喝。其实，凉开水超过三天就不能再饮用。这是因为水储存过久，会被细菌污染，并产生一种对人体有剧毒的致癌物质——亚硝酸盐。一旦大量进入人体后，能使血液中的红血球失去携带氧气的作用，致使组织缺氧，出现恶心、呕吐、头痛、心慌等症状，严重者还能使人因缺氧而致死。亚硝酸盐在人体内能与有机胺结合形成亚硝胺，而亚硝胺又可促发食道癌、肝癌、胃癌等。

据有关资料表明，刚被提取的深井水，每升仅含亚硝酸盐 0.017 毫克，但在室温下储存三天就会上升到 0.914 毫克；原来不含亚硝酸盐的水，存放一天，每升水会产生亚硝酸盐 0.004 毫克，三天后上升到 0.011 毫克，20 天后高达 0.73 毫克。

装在保温瓶里的开水，因为温水中的细菌繁殖更快，还原的亚硝酸盐更多。因此其储存期更不能超过三天。

高脂肪饮食害处多

大量的研究表明，高脂肪饮食不但与罹患冠心病有关，还与癌症确实有一定的关系。

胰腺癌是一种工业化地区的疾病，在美国黑人男性中其发病率为十万分之十五点二，而在匈牙利、尼日利亚和印度，发病率最低，仅为十万分之一点五，相差 10 倍。波利尼西亚男性，包括夏威夷本地人和新西兰毛利人的发病率也很高。日本人的发病率在 1960 年为十万分之零点八，到 1985 年上升为十万分之五点二。对胰腺癌的地理区域分布的研究，如对移居者的研究，充分提示高脂肪饮食与罹患胰腺癌有关。动物实验也证明高脂肪饮食与胰腺癌的发生、发展有着较大的相关性，而饮食结构中包含高纤维、水果和新鲜蔬菜的人群患胰腺癌较少。

在英国进行的一项大型研究显示，妇女如果多进食高脂肪食物，她们得乳癌的机会可能增加。那些每天摄取 90 克脂肪的妇女得乳癌的概率比那些只摄取 40 克或者更少脂肪的妇女高一倍。

流行病学者在调查研究时发现，乳腺癌高发区的食物普遍含大量脂肪及动物蛋白。如美国人食物中含有的脂肪和动物蛋白为日本人食物的 3 倍，故美国人患乳腺癌的发病率亦是日本人的 3 倍。在日本国内，家庭富裕的女性，其乳腺癌发病率比贫穷的女性要高 9 倍以上。调查还发现，当大量人口从乳腺癌低发区移居到高发地区时，其发病率往往上升。这种现象在美国的亚洲移民中特别明显。这可能与采用"西方食谱"及经济条件不断提高有关。

英国癌病研究组织的医生说，探究饮食习惯与癌病的关系是非常复杂的，这项研究凸显了良好饮食习惯与防癌的关系。在发达国家中，由于高脂肪饮食的盛行，乳癌出现的机会正逐渐上升。

吃盐过多等于慢性自杀

人体健康离不开盐，但吃盐过多也对健康不利。世界卫生组织认为每人每天的食盐量不应超过 6 克。吃盐过多对身体的最大危害就是会导致高血压。因为，食盐主要成分是氯化钠，被人体过多摄入后，钠离子会使细胞储存过多水分而不能及时排出体外，导致血容量大幅增加，增大心肌负荷，心脏跳动频率和力度由此加大，从而增加血液对外周血管的压力，使血压升高。

过多氯化钠还会使机体发生一系列复杂的生理生化改变，直接造成血管收缩、痉挛，导致高血压。吃盐过多还有其他危害，如损伤胃黏膜，增加患胃炎甚至胃癌的几率；增加支气管平滑肌反应性，可使哮喘复发、加重；造成机体中的钙过多流失，易发生骨质疏松甚至骨折；减少唾液分泌，抑制口腔和咽喉部上皮细胞防御细菌、病毒侵袭的能力，较容易感冒；还抑制机体对锌元素的吸收与利用。

由此，营养学家建议：平时限盐主要是控制烹调时和餐桌上的用盐量，如果每人每天吃 3～4 克食盐，那么其中的钠含量足以保证人体的正常需要；如果每人每天能将食盐摄入量控制在 6～8 克，也就是说一个三口之家一个月用 500 克或略多一点盐，是比较合适的。这样既对健康有利，又不会影响菜的美味。

另外，还应尽量少吃含盐量高的食物，如腌制品、动物内脏、蛤贝类、菠菜等。加碱馒头也含钠，平时应多吃谷类和水果，因为里面含钠较少。如果需要补钾的话，可多吃含钾多的食物，如海带、紫菜、木耳、山药、香蕉、马铃薯、鱼类、西红柿、蘑菇干等。食用钠低钾高的"低钠盐"、"保健盐"，可起到限盐补钾的双重作用。

乙型肝炎病毒——肝癌危险因素

常见的五大类肝病当中，危害性最大最为广泛的是乙型肝炎（简称乙肝），我国是一个肝病大国，在我国人群当中有相当一部分人被感染上乙型肝炎病毒。

HBV（乙肝病毒）的抵抗力很强，能耐受 60℃ 四小时及一般浓度的消毒液，煮沸 10 分钟或 65℃ 十个小时或高压蒸汽消毒才可以灭活。在血清中 30℃～32℃ 可保存 6 个月，零下 20℃ 环境下可保存 15 年。

病毒性肝炎、脂肪肝、酒精肝、药物性肝损害及肝硬化、肝癌等病是当今社会威胁人类健康的主要疾病之一。据最新统计，病毒性肝炎感染者和乙肝病毒携带者占我国总人口的 14% 以上。乙型和丙型肝炎感染是我国肝硬化、肝癌发病的主要原因之一，每年死于肝硬化、肝癌的患者就有一百多万。

慢性肝炎的表现多种多样，治疗也是五花八门。但治疗的原则是一致的，即以适当的休息、营养为主，药物治疗为辅。在自我保健方面应注意以下几个方面：

（1）注意定期体检。每年至少应全面体检 1 次，除了进行肝炎方面的检查外，同时要进行肝 B 超和血 AFP 检查等防癌项目的检查。若家族中有肝癌患者，则应更注意体检，最好半年检查 1 次。

（2）要重视所出现的各种不适或症状，特别是肝区或上腹疼痛、不明原因的食欲下降、疲劳感加重、明显消瘦和黄疸加深等。一旦出现各种不适或症状，应尽快到医院进一步检查。

（3）要忌酒。因为酒精不但直接损害肝脏，会使肝炎病情加重，而且还有致癌和促癌的危害。

（4）休息和营养要适度。过分的休息和营养可导致营养过剩，引发脂肪肝和其他相关疾病，而无所事事可加重心理压力，易导致神经衰弱和免疫力下降。

（5）切忌多用药和滥用药。有的病人总以为有病就一定要吃药，吃了药就有安全感，其实不然，大多数乙肝和丙肝病人是不需要用药的。不恰当的用药不但不安全，往往还会引起药物性肝炎或其他相关的药物不良反应，甚至致癌。

（6）对于需要服药治疗者，千万不能三天打鱼两天晒网。不按时服药会影响疗效，也会增加药物的不良反应，抗病毒药物还容易引起耐药现象发生。

（7）家庭成员要定期检查，无感染者应及时注射疫苗。

常吃半成品的食物易发癌症

现今社会生活节奏加快，人们越来越不愿意将宝贵的时间浪费在厨房里，于是"半成品"式方便食品应运而生。各大超市内都有品种繁多的熟食及加工半成品出售，如凉菜、速冻饺子、面点及罐头食品等。还有一些半成品是已经洗好的，切成适当大小的几种食物搭配在一起，而且加入了葱、姜、味精等调味品。这些半成品买回家后，或炒或煮，甚至可以直接食用，择菜、清洗、切段、搭配等工序全部省去。看起来，真是省时省力啊！可是这些半成品真的健康吗？

瑞典饮食专家通过一项关于饮食对人体健康影响的科学调查发现，食物中的营养和人体健康密切相关，人们如果能亲自动手做营养丰富的饭菜，那么他们的身体健康将保持得非常好，但如今简便、易熟的半成品食物泛滥餐桌，而半成品食物最大的缺陷就是糖和其他调料的含量过多，食物不够新鲜。部分半成品存放不当或有不良添加物，过多食用此类物质不利于健康，甚至可导致患上各种癌症。

所以饮食专家劝告人们，半成品食物实际上和各种快餐一样，主要用于消除人们肠胃的饥饿感，但不会给身体提供均衡营养，同时也存在各种加工环节的隐患。因此建议大家，无论如何忙碌，从保持健康的长远角度看，还是要多下厨房，以尽可能远离半成品食物的危害。

贪杯无度，癌之将至

当人们开始意识到吸烟容易致癌的时候，一定也不要忽视饮酒同样与多种癌症的发生有很大的关系。有关研究表明：酒中可能溶解了亚硝基二甲胺、黄曲霉菌、石棉、砷、镍等致癌物质，此外，还含有可致癌的色素和香精，饮用这种污染的酒，酒会作为一种促癌剂，诱发癌症的发生。

过量饮酒，不但会降低机体的免疫力，还会导致多种疾病的发生，如感染等，而且还会使各种癌症的发生率明显升高，特别是与酒精接触的部位，因为酒精对黏膜的刺激作用，更容易导致癌症发生，如口腔、咽喉及头颈部等。目前已经证实与饮酒有关的癌症有胃癌、肝癌、直肠癌、乳腺癌等9种。

凡事都有两面性，饮酒也不例外。研究发现，适度的饮酒者患癌症的死亡率比滴酒不沾者还要低。在日本，有人对近两万名年龄在40～60岁的日本男性的酒精摄取情况进行了长达7年的跟踪调查，其中，滴酒不喝的癌症死亡率为1％，每隔一天喝200毫升酒的人，癌症死亡率降至0.53％，然而每天喝700毫升以上酒的人死亡率就高达1.54％。其原因是适量酒能促进身体新陈代谢，能将身体中的有毒物质加快排出体外，减少有毒物质对细胞的刺激，从而达到防癌治癌的目的。

所以说，适量的饮酒有益健康，而过度酗酒伤身、招癌。

酒精性肝硬化导致的肝癌，是我国肝癌的常见原因之一，临床上经常遇到到医院就医的肝癌患者在患病以前都有多年的饮酒史，甚至得病后还不以为然，仍然强调"小酒怡情"的说法。他们大多不顾家人劝阻，每日饮酒，而最终导致无法挽回的结果，成为酗酒的牺牲品。

"烟熏火燎"不得了

烟草中至少含有 80 种具有致突变作用的致癌物，其中包括砷、镉、氨、甲醛和苯并芘等，每种致癌物质都具有独立的致癌机制。通过任何方式吸食或使用烟草都会致癌。约有 90％的肺癌都是由烟草引起的。除此之外，烟草还间接引起口腔癌、鼻咽癌、喉癌、食管癌、肝癌、肾癌、胰腺癌、子宫颈癌、膀胱癌和白血病。

许多调查显示，吸烟母亲的胎儿先天畸形（如腭裂）的几率增加。父母吸烟的儿童呼吸道感染率、过敏发生率和癌症发生率增加，阅读和数学智力发育慢，今后变成吸烟者的可能性增加。不仅主动吸烟者患癌症的几率大，不吸烟的被动吸烟者吸入香烟的烟雾，也能造成危害。如吸烟者配偶的肺癌发病率增加，慢性肺部疾病和缺血性心肌病的发生率也增加。

调查还显示，戒烟后数年，肺癌和心血管疾病的发病率明显下降。为了您和家人、子女的健康，任何时候开始戒烟都不算晚。戒烟是减少患癌症危险性的最小、最简单、最节省也是最有效的方法。

不良情绪是癌细胞的活化剂

不良情绪会惹祸

现代医学研究表明，癌症是一种身心的疾病，心理因素如个性特征、生活事件、应对能力等与癌症的发生密切相关。现代人生活节奏快，工作过多或过重，心理负担过大，缺乏社会的支持，遭受生活事件如交通事故、恋爱挫折、婚姻不和谐、离婚丧偶、失业破产、亲人患病或死亡、离退休、家庭关系不融洽、司法纠纷等等，均可能导致不良的心理因素，如情绪压抑、缺乏自信心、经不住打击，或长期精神紧张、焦虑、易怒等。这些不良心理改变是重要的促癌因素。它抑制机体的免疫功能，而使其他的致癌因素得以乘虚而入，致使癌症发生。良性心理因素如乐观、开朗、冷静、坚定等，则有益身体健康，有利于疾病的治疗和康复。

中医讲究情致治病，不良的情绪会导致机体的整体循环失调，气血运行不利，淤阻于身体的某一部位而成为癌症，临床上的乳腺癌、肝癌与情绪的关系最为密切。

精神情绪是关键

临床统计数字显示：90％以上的肿瘤患者的发病在一定程度上与精神、情绪有直接或间接的关系，精神创伤、不良情绪可能成为癌症的催化剂。

致癌的三个重要社会心理因素　中国科学院心理研究所的研究结果表明：现代生活中，工作和学习上的长期紧张、工作和家庭中人际关系的不协调、生活中的重大不幸是致癌的 3 个重要社会心理因素。

精神因素与人体免疫功能密切相关。人体免疫系统受神经和内分泌的双重调控，可以这样认为：精神因素对免疫功能的影响是由人的情绪影响大脑边缘系统、植物神经系统、内分泌系统、内脏器官而起作用。良好的情绪和积极的心态能增强大脑皮质的功能和整个神经系统的张力，提高人体免疫功能，可有效地预防癌症，并有利于癌症的治疗。

负性心理可损害人的免疫系统，诱发癌症。精神抑郁等消极情绪作用于中枢神经系统，引起植物神经功能和内分泌功能的失调，使机体的免疫功能受到抑制。由于机体间的平衡被打破，使细胞失去正常的状态和功能，易变异而形成癌细胞。消极情绪减少体内抗体的产生，阻碍了人体免疫系统对癌细胞的识别和消灭，使癌细胞易突破免疫系统的防御，过度地增殖，无限制地生长，形成癌肿。

"唤醒"沉睡的癌细胞　精神因素对癌的发生、发展和扩散起着非常重要的作用。用声、光刺激动物，使之产生紧张、焦虑，结果动物免疫系统的防御能力大大减弱，而使对潜伏于体内的癌细胞"压制"力减弱，让其有机会得以"疯长"，并肆无忌惮地吞噬它们的机体。因此，从某种意义上说，正是这些恶劣的精神因素起到了"唤醒"沉睡的癌细胞的作用。

万病源于心　有人把不良情绪比作装满子弹的枪，任何微小的刺激就像扣动了它的扳机。不良情绪是癌细胞的活化剂。正如一位哲人说的："一切对人不利的影响中，最能使人短命夭亡的要算是不好的情绪和恶劣的心境，如发愁、恐惧、贪求、怯懦……"就拿乳腺癌来说，我国中医在《外科正宗》中对乳腺癌的病因分析认为："忧郁伤肝，思虑伤脾，积想在心，所愿不得，致经络痞涩，聚结成核。"肝癌患者大多有"大怒"伤肝的经历，胃癌患者则常生"闷气"。俗话说："百病皆生于气，万病源于心。"

治病先治心　恶劣的情绪、忧郁的精神对人健康的损害甚至比病菌、病毒更厉害得多。情绪可以杀人，亦可以救人。良好的情绪，犹如一剂心药，对癌细胞有强大的杀伤力，是任何药物所不能代替的。马克思曾经说过："一种美好的心情，比十服良药更能解除生理上的疲惫和痛楚。"

好心态是一剂抗癌良药

在日常生活中，多数人一旦被医生确诊患了癌症，就如同马上要面临死亡一般，整天处于一种恐慌状态之中，甚至对于治疗产生消极或叛逆心理，以至于错失了治疗的最佳时机。诚然，癌症是可怕的，但精神垮了就更可怕，如果在思想上患了癌症，即使拥有灵丹妙药也难以让你起死回生。得了癌症，会感到恐惧，感到手足无措，这只能说明你的心理防线不够坚固。如果用"好心态"领航，保持乐观、坚强的心态，那么你就会发现癌症并没有想象中的那么可怕。

可见，在癌症的治疗康复中，虽然离不开科学的治疗、合理的膳食和适当的锻炼，但最重要的还是要拥有良好的心态。因此，正确地调节心理，有良好的和积极的心态，对健康是至关重要的。只要做到以健康的精神为统帅，以自我心理治疗为先导，结合治疗与良好的生活习惯，必将战胜癌症。

心态决定抗癌的成与败

不少人都会有这样的疑问：为什么同样是癌症，有的人康复了，有的人却过早地结束了自己的生命？为什么没有希望的人出现了希望，有希望的人却没有了希望，是不是命运对这些康复的人格外偏爱？其实，重要的原因是精神状态。精神状态就和水一样，既能载舟也能覆舟，有没有好的心态是决定抗癌成败的关键因素之一。

对于癌症患者来说，积极地自我心理调整，乐观饱满的情绪，有助于摆脱癌魔的阴影。曾有人对近百名被确诊为癌症后生存期超过 15 年的抗癌人士进行调查，结果发现，他们之所以能够成功击败癌魔，术后长期生存，主要是规范化的治疗、积极乐观的心态、家人社会的关爱三大因素在起作用。其中最重要的因素在于自我积极调整身心状态，从营养、锻炼、心理等方面积极配合治疗。

现实生活中，由于癌症患者对癌症的可治愈性了解得不多，有的甚至处于一无所知的状态，对"癌症难治"听说得较多，而对癌症有可能治愈的信息却知道得较少，以至于一部分患者一旦知道自己被确诊为癌症后，便认为"一切都完了"而精神防线崩溃，消极等待死神的降临。有人说得好："得了癌症，一是吓死的，二是愁死的，三是病急乱投医折腾死的，四才是病死的。"每个人都有一种超乎寻常的潜能，它一旦被激发出来，就会获得意外收获，甚至出现奇迹。信心就可以激发这种潜能，只要患者摆脱不良情绪，下决心战胜疾病，相信只要精神不垮，就有可能创造生命的奇迹。

恐惧心理，抗癌之大敌

专家透漏，目前死亡的癌症患者有接近三成是"吓"死的，而且 70%～80% 的患者有心理障碍，主要表现为抑郁、焦虑、烦躁、恐惧等。细心找一下癌症患者的共同点，我们就不难发现心理症状大于病理症状的大有人在。他们往往在确诊之前便因恐惧而拒绝化验，今天拖明天、明天再拖后天，以至于延误了确诊的时间；而确诊之后则呆若木鸡，万念俱灰；在复诊之后又不停地杞人忧天，总担心自己的癌症是不是已经恶化了……这就是典型的恐癌心理。事实上，患者应当正确认识癌症的自然病程，在科学技术快速发展的今天，对于许多中、晚期的癌症，目前的治疗手段和疗效亦在不断地突破和提高。人们常说："一个人最大的敌人就是自己"，"其实谁也无法把你打倒，能打倒你的只有你自己"。

其实，随着近十几年国内外医学研究和医疗实践的进步，许多早期的癌症是可以治愈的，尤其是我国的癌症治疗，多采用中西医结合的手段，疗效比过去有很大的提高，即使是晚期的癌症患者，经过合理的治疗，也可以减轻痛苦，延长寿命。因此，应把精神状态由消极转化为积极，努力配合医护人员，调动身体的抗病能力，与癌症做斗争。有一些患者能正确对待疾病，积极配合医师进行治疗，情绪稳定，与疾病斗争的意志顽强，往往比那些被癌症吓得不知所措的患者的疗效要好得多，如果精神上被摧垮，振作不起来，那么，再好的治疗也显现不出效果。

"林妹妹"的哀与伤

中国有句谚语："笑一笑，十年少；愁一愁，白了头。"印度谚语说："你对生活笑，生活也对你笑；你整天哭丧着脸，生活也对你哭丧着脸。"这说明"笑口常开"有益于健康。癌症患者普遍具有内向、抑郁、好生闷气、克制压抑情绪发泄、缺乏灵活性、孤独、矛盾等人格特点。早在公元 2 世纪，就有人注意到性格悲伤、忧郁者比性格开朗、乐观、自信者更易患癌症。积极乐观的患者预后明显比消极悲观的患者要好。因为笑是健康的标志，笑口常开，可使人远离癌症，长寿延年。若是像林黛玉那样，无病自哀，患癌症的机会自然也会增加。

癌症也有"职业性"

特殊工种人员，谨防化学之毒

很多的研究均提示，一些特殊工种人员某些癌症的发病率明显增高，如接触砷、煤焦油、化学溶剂和有机化学品的生产者、喷漆工、铬和镍化合物的生产者、焊接工以及石棉矿开采和加工的矿工和工人患肺部癌症者较多；接触多种杀虫剂、化工材料和煤烟、煤焦油较多的炉工和接触沥青和树脂较多的工人职业性皮肤癌的发生率较高；生产染料和颜料的工人、接触橡胶轮胎的生产者和橡胶工人、接触煤焦油和多环芳香碳氢化合物的煤气工人及与铝制品加工相关的工人常易发生职业性膀胱癌；接触苯类有机化合物的人员易发生白血病；氯乙烯生产者易发生肝血管肉瘤和肝癌；接触石棉的人员发生胸膜间皮瘤远远高于不接触者。

对于特殊工种人员的防癌，首先要加强卫生宣传教育，让相关职业的从业人员了解他们工作环境中致癌物的特性、进入人体途径和防护措施。其次，建立安全生产制度，合理使用防护用具，定期监测环境中致癌物的浓度，定期检查职工的身体情况。三是在生产过程中应尽量控制和消除生产性致癌物。如采用无毒或低毒物质替代有毒致癌物质；如无法避免使用或生产有致癌作用的物质，应限制原材料中有毒物质的含量，最大限度减少致癌物质向生产环境中排放，加强通风，减少粉尘排放；改革工艺流程，尽可能采用自动化、机械化和密封化生产方式，减少致癌物质与人体直接接触。

白领，别让癌症找上你

哈尔滨市防疫部门的一项调查发现，全市因恶性肿瘤死亡的患者中，35岁至55岁的中青年白领占46.9%。分析认为，中年白领心理压力大，平时以车代步而不注意身体锻炼，常加班加点甚至通宵工作，生活不规律，并存在饮酒、大量吸烟和滥用药物等不良生活方式，这些都是导致中年白领癌症发病增高的重要因素。下面简单分析一下上述不良的工作和生活方式为何会影响中青年白领们的健康。

白领们长期处于室内，坐在电脑旁，一坐就是几小时，一来要遭受室内空气中的各种污染物和电子辐射等的影响；再者，白领们缺少必要运动，身体的各器官缺少锻炼而日益萎弱，以致抵抗力下降而难以抵抗各种"疾病"和致癌物质的进攻。

很多职业女性因为工作紧张、保持身材等原因，不愿意生育或推迟到30岁以后生育，以致失去或延迟了对机体的各重要器官的新陈代谢极为有利的怀孕、分娩、哺乳等自然生理过程，易诱发内分泌和免疫功能的紊乱。

不少职业女性担心自己青春早逝而经常服用一些女性保健品，男性白领们则热衷于增强某些功能的"功能药"或"食物"。目前市场上很多保健品和所谓的"功能药"真可谓"鱼龙混杂"，且绝大多数含有一定量的激素类物质，长期服用这类药物可导致体内的内分泌紊乱，而使女性易患乳腺癌、卵巢癌和宫颈癌等妇科肿瘤，男性易发生睾丸癌、男性乳腺癌和前列腺癌等。

另外，许多白领白天拼命工作，晚上为减压，去酒吧等场所放松，经常很晚不睡。这种生活方式正是癌症的诱因之一，容易导致免疫力下降、代谢紊乱和内分泌失调，进而容易罹患多种癌症。

因此，我们建议白领们要合理地规划自己的工作和私人生活，养成良好的工作和生活习惯，不吸烟，不饮酒或少饮酒，并注意定期进行体育锻炼，这样既能提高工作效率，又可获得强体、防病的双重效用。

放射从业者，慎防为射线所伤

有研究发现，接触 X 线和其他放射线的医务人员和科学工作者常发生职业性皮肤癌症及白血病等恶性肿瘤。这与其长期处于放射线较多的环境，易受到放射线持续照射有关。

因此，相关职业者应了解其职业特点，做好防护，具体注意事项如下：

（1）减少受照剂量：照射剂量与放射源的放射性强度成正比。在不影响工作的情况下，应尽量减少操作人员的受照剂量，使其在国家规定的允许标准之内。

（2）缩短受照时间：照射量随接触时间而增加。在保证医疗质量条件下，工作宜迅速，减少直接受照射和在辐射区域的停留时间。

（3）增加辐射距离：照射量与距离的平方成反比。可利用长柄工具或机械手远距离操作，以增加距放射源的距离，减少放射量，从而起到保护工作人员的作用。

（4）增加防护屏蔽：利用防护屏障可有效地减低照射量。

（5）放射工作人员应接受剂量监督，定期做保健检查。

上班族，吃隔夜菜的危害

上班族，特别是年轻的已婚的上班族们，由于双方工作忙，工作压力大，且居住地常远离工作单位，回家后常无时间或无精力烹煮菜肴，故常常一次采购或烹煮较多量的菜肴，以便以后几天回家后仅需简单加热即可用餐。另外，出于节俭的美德，吃隔夜菜也是家常便饭。殊不知，经常吃隔夜菜的危害其实是很大的。在 20 世纪 30 至 60 年代，胃癌在日本是高发肿瘤，但随着电冰箱的普及，人们开始习惯"当天烧当天吃完"。从 70 年代起，日本的胃癌发病率开始明显下降，由此可推断，胃癌高发与吃隔夜菜、回锅菜等不当饮食习惯有一定的关系。

研究发现，青菜、菠菜等绿叶蔬菜，刀豆、青豆、蚕豆等绿色豆类，若反复回锅，其中的叶绿素易发生降解，其降解物与盐类物质发生化学反应而形成可致癌的硝酸盐类化合物和菁类物质。每重复炒一次，其中的致癌物质就增加数十倍，长期进食此类"隔夜食"无疑等于在吃"毒药"。而螃蟹、鱼类、虾类等海鲜，隔夜后易产生氨类等蛋白质降解物，食用过多此类食物会对肝、肾造成损害，甚至致癌。

除了隔夜食物自身的变化外，保存"残食"不当，也可导致致癌物的形成，如吃剩的汤等食物长时间盛在铝锅、不锈钢锅内，其中的钠等物质会与容器内金属发生置换反应，而将其中的汞、铂等致癌的杂质带入剩汤中，这些物质的长期摄入必会导致一系列的问题发生。

因此，建议上班族，特别是年轻的已婚的上班族们，切不要因忙碌而忽视日常饮食问题。应尽可能争取保持清淡、新鲜的饮食习惯，尽量不要吃隔夜菜，回锅肉、红烧肉也要吃新鲜的。剩菜放置不要超过 12 小时，若确要放置，应选用正确的容器，如玻璃和陶瓷器皿等。

开车一族，当心皮肤癌

美国圣路易斯大学医学院的一项研究发现，长期白天开车的司机比普通人患皮肤癌的几率要高得多。该项研究的结果显示，如果司机白天驾驶时间过长，头部、颈部、胳膊和手上的皮肤会因为经常受到太阳光中的紫外线的辐射而导致癌变。据参与研究的医学专家透露，统计数据表明，男性患皮肤癌的几率明显要比女性高，这其中一个重要的原因就是，男性驾车的时间要比女性长得多，而女性由于爱美的天性，比男性更重视防晒。

为了降低患皮肤癌的几率，开车时应养成摇起挡风玻璃的习惯，这样至少能过滤掉一部分光线的照射；另外，穿上长袖装和涂抹一些防晒霜也有一定功效。

第三章

在生活里预防癌症

　　癌症发病率呈上升趋势，其主要原因包括不良生活方式、环境问题和人口老龄化等因素，而其中由不良生活方式引起的"生活方式癌"所占比例高达80％。可见，改变不良生活习惯，保持健康的生活方式，是最节约、最有效的防癌措施。

远离环境污染

散步还是在公园里

在夏秋季节，晚间气温相对较高，很多人喜欢在路边或城市中心的空旷地带或广场里散步、休闲或纳凉。但是，随着城市工业化程度的提高，在经济迅猛发展的同时，我们的环境也正遭受着史无前例的破坏。空气污染逐渐加重，空气中含有较多的化学物质，如：多环芳烃类物质、一氧化氮（NO）、二氧化硫气体、粉尘、含氮杂环碳氢化合物和铬酸盐与镍化物、砷化物、苯等。长期吸入这些有害物质，会导致肺癌等癌症的发生率明显上升。

公园中的绿色植物相对较多，对空气中污染物的吸附作用也较强。因此，建议喜欢散步、休闲的人们如果有条件，应尽量选择绿色植物相对较多的场所活动，以减少污染物的吸入，使户外活动成为保持健康而不是危害健康的方式。

养成良好的生活习惯

癌症发病率呈上升趋势，其主要原因包括不良生活方式、环境问题和人口老龄化等因素，而其中由不良生活方式引起的"生活方式癌"所占比例高达80％。可见，改变不良生活习惯，保持健康的生活方式，是最节约、最有效的防癌措施。

不健康的衣食住行所导致的癌症称为"生活方式癌"，如抽烟、被动吸烟及酗酒、经常熬夜以致作息时间无规律、就餐时间不规律，膳食以肉类等动物性食物居多而谷物、植物根块、豆和水果蔬菜过少、常吃霉变食品、喜食腌制、熏制食物或常在车水马龙的街道呼吸汽车排放出的尾气及吸入厨房的煤烟、油烟雾气等，都是诱发"生活方式癌"的不良生活方式。高居我国癌症发病率前五位的肺癌、胃癌（女性为乳腺癌）、肝癌、结直肠癌和食管癌均与不良生活方式有关。为此，肿瘤专家提出了针对中国人通过合理的生活与饮食习惯预防癌症的 10 条建议：

（1）戒烟、限酒；

（2）保持规律的正常生活（包括夫妻生活），尽量避免经常熬夜；

（3）心胸开阔，尽可能保持心情愉悦；

（4）鼓励从事适当的体力活动，坚持适度的体育锻炼，避免肥胖；

（5）坚持以谷类、豆类、植物茎或根块等作为膳食主体，粗细纤维食物搭配得当；

（6）避免过多的肉类食品摄入，减少摄入动物性脂肪；

（7）多吃富含各种维生素的新鲜蔬菜、水果和坚果类食物，特别是深色叶菜类及胡萝卜、茄子和番茄等；

（8）食物储藏要防霉，不吃发霉食物；

（9）烹调方法要科学，减少盐的摄入，避免腌制食品，不吃或尽可能少吃烟熏、火烤、油炸、烧焦和过烫、过硬的食物；

（10）保护环境卫生，注意防止和减少室内外空气和水质等各种环境污染。

生活规律可防癌

癌细胞在夜间活动旺盛　研究证实，癌细胞的活动有一定的时辰规律，通常于夜间活动较为旺盛。在一项乳腺癌的研究中，研究人员把数个温度传感器放在患者胸罩里进行测试，结果显示，细胞活动旺盛时，温度就上升，特别是在夜间癌症部位的温度上升明显，提示着癌细胞于夜间较为活跃。一些医学家根据这一现象采取"时辰化疗"，这种根据癌细胞的时辰规律进行治疗的方法，在使用同样化疗剂量的情况下，获得了较好的效果，且副反应较少。由此您可以想象，一个体内存在癌细胞的人，若在癌细胞活动最旺盛的夜间，其身体由于熬夜等不良生活方式而处于最疲劳、最虚弱的状况，那将会出现什么结果？

生活不规律的人免疫功能较低　人体的免疫功能决定

着体内癌细胞的消长。T细胞是防癌免疫防卫的主力军，它起着监控体内是否存在癌细胞和发布指令调动体内免疫力来杀灭癌细胞的多重作用。"CD4"和"CD8"是显示淋巴T细胞的指标，研究发现，长期生活不规律的人的这些指标常常比较低，容易让癌细胞寻觅到生存和发展的机会。因此，医学专家提出，生活规律是提高人体免疫力的天然有效措施。

注意水源清洁

除了保护水源不受污染外，饮用水要选择水质较好的。在农村应提倡多打井、勤开闸、填死沟、兴活水。城市居民也应注意饮用水的清洁，避免直接饮用自来水，尽量将水烧开后晾凉饮用。同时，尽量避免饮用放置多日的水，因其中的微生物及其代谢物也具有致癌作用。

日常防晒准备好

（1）冬春季节日光温和，可适当多晒太阳；夏秋季节骄阳似火，则宜少晒。

（2）冬春晒太阳御寒暖身，最好不隔着玻璃，直接日晒才有利于接受日光中紫外线的照射，促进皮肤内维生素D_3的合成。

（3）艳阳天外出旅游，宜穿素色软薄的衣服，戴遮阳帽及深色护眼镜。不要长时间在烈日下暴晒，必要时给皮肤涂上防晒霜。

（4）夏天进行暴露体表面积较多的日光浴，应选择在上午 10 时前或下午 4 时之后，时间不宜过长，以不出现不良反应，如皮肤发红、发痒、疼痛等为度。

（5）长期从事农业劳动或户外工作的人，应戴草帽，穿长衣长裤，不要赤身露体地直接在日光下暴晒。

家中防癌要注意

开窗通风最有益

密闭的房子，不论是否装有空调设备，空气污染问题都会不同程度地存在。室内装修材料、家具所含的甲醛和苯类化学物质、煤烟、烹调的油烟、香烟烟雾所造成的室内苯并芘等污染以及室内氡气浓度增高等是肺癌的主要诱因之一，尤其是女性肺癌。因此，注意保持通风对一般保健和防癌均非常重要。不管是否有空调，一般建议每天应开窗通气 1 小时以上，让空气流通，将室内的污浊气体排出窗外，保持室内空气清新。

少用电脑多休息

现在电脑已进入千家万户，可是你知道电脑辐射的危害吗？

电脑辐射可影响人体的多个系统，主要包括神经系统、生殖系统、循环系统、造血系统、消化系统和免疫系统，严重的还会诱发癌症。对神经系统的常见影响表现为记忆力下降、注意力涣散、失眠，甚至出现头痛等不适；对生殖系统的影响主要表现为男性精子活性降低，女性经期紊乱、不孕，严重者可导致孕妇发生自然流产和胎儿畸形等；对心血管系统的影响表现为胸闷、心慌心悸、心律不齐等，严重者可引起心率失常等。对造血系统的常见影响为白细胞减少；对免疫系统的影响主要表现为易发生感冒及各种感染等。

为尽可能减少电脑辐射，使用电脑时，应调整好屏幕亮度。一般来说，屏幕亮度越大，电磁辐射越强，反之则越小。因此，屏幕不宜太亮，以减少屏幕辐射对人体的侵害。另外，在操作时应与显示器保持适当的距离，正确距离应距显示器 0.5 米以上。

操作电脑后，要用清水洗脸。因为在操作电脑时，脸上吸附了不少带有电磁辐射的尘埃颗粒，形成了脸部的电磁污染。一般来说，受到电磁辐射后，用清水洗脸，可使辐射减轻 90％以上。另外，多食用胡萝卜、豆芽、西红柿、油菜、海带、卷心菜、瘦肉、动物肝脏等富含维生素 A、维生素 C 和蛋白质的食物，可加强机体抵抗电磁辐射的能力。

洗菜别怕烦

目前，农药的使用越来越泛滥，对我们的身体造成的潜在威胁越来越大。据估计，进入人体的农药约90%是通过食物摄入的。食品中农药残留的主要来源有：直接喷洒在植物表面的农药；通过植物根部吸收的农药；通过食物链污染食品（如农药污染饲料）而导致肉、奶、蛋的污染；含农药的工业废水污染江河湖海进而污染水产品等。

农药污染可影响人体的多个系统，主要包括神经系统、生殖系统、循环系统、造血系统、消化系统和免疫系统等，并有明显的导致体内正常细胞产生突变而诱发癌症的危害。残留农药的污染与很多癌症的发生、发展有关，可导致胃癌、食管癌、结肠癌、肝癌、鼻咽癌、睾丸肿瘤、前列腺癌、子宫和卵巢癌以及白血病等多种癌症。

目前，蔬菜为农药污染最严重的食品。为尽可能地减少日常食用蔬菜的农药污染的危害，建议清洗蔬菜时不要怕麻烦，应多洗几遍，洗净后最好再置于清水中浸泡5～10分钟。这样就可清除掉绝大多数的残留农药了。另外，煮熟或加热可进一步破坏食品中残留的农药，因此，在现阶段，专家不推荐生吃蔬菜的饮食方式。

不用含有放射物和其他致癌物的建筑材料

含有放射物质的建筑材料除了会导致放射性污染外，

还会引发氡气污染。氡气是一种无色无味的气体，是由岩石上和土壤中沉积的放射性物质衰变而产生的，它已成为住宅空气污染源。氡主要由含有放射物质的建筑材料通过地面裂缝或沿管道而渗入室内。为防止不必要的氡的产生，建议不要用有放射性的岩石和矿砂作为家庭的装修材料。

有的建筑材料、室内装修材料、油漆等涂料、胶水的溶剂等含有苯、四氯化碳、甲醛、二氯甲烷等致癌物质。室内装修时，要在空气流通的情况下进行，装修完后，要把室内的油漆味、胶水味、家具味经开窗排放出去，待通风一段时间后再入住。尽量不用或少用石棉建筑材料，因为它散发出无数的石棉纤维对人体有害，并可诱发肺癌和恶性胸膜间皮瘤等癌症。当热气或热水管外包裹的石棉层稍有破损，应尽快修好，以免石棉纤维污染空气，造成危害。

减少空气污染

因煮饭或其他需要，在室内燃烧柴草、煤炭、油类时，一定要用烟囱或油烟机把烟排到室外。燃烧煤气、液化气或其他气体燃料时，一定要通风，让燃烧不完全的气体排出室外。炒菜或油炸食品时，油锅太热会产生许多油烟，对人体有害，炒菜油温不能太高，不能让油锅冒油烟，尽量减少油炸、熏烤的烹调方法，多用蒸、煮、凉拌、熘、红烧、沙拉等烹调方法。

洗手或洗澡

在厂矿、车间、医院等环境中工作的人员，下班后应当积极洗手或洗澡，并且不要把工作服带回家中。以防止将工作环境中的污染物带回家中，造成生活环境的污染。

新衣洗涤后再穿

不少新衣为提高衣物的防皱防缩效果，在加工过程中应用了能释放出甲醛等致癌、有毒物质的成型剂，而且衣物在加工、运输过程中容易粘附上其他的污物和各种致病的细菌，这些物质与皮肤接触，可通过皮肤被人体吸收，并在人体内蓄积，可成为体内的致癌因素。因此，在购买织物服装后，应先用清水洗涤，并在阳光下晒干，将大部分有害物质祛除后再穿为好。

慎防癌从口入

注意食物污染

讲营养不能离开食品，如食品中存在致癌物再加上膳食营养上的缺陷，则更促进致癌物在体内的致癌性。大量研究发现，食物中致癌物的污染是一个重要的致癌因素。常见的食品污染致癌物主要有以下几类：

霉菌毒素　以黄曲霉毒素 B_1 的毒性最强。黄曲霉毒素存在于霉变的食物，及霉变的原材料加工而来的食品中，如霉变的花生、玉米等，及霉变的花生制出的花生油、霉变的大米制成的米粉等。因此不食霉变的花生、玉米等食物和霉变的原材料加工而来的食品对防癌十分重要。

苯并芘　食物在加工过程中的污染或经烧烤、熏等工序可使食物中的苯并芘的含量增加，因此应少吃或避免食用烧烤、烟熏食物。

亚硝酸盐　是一类强致癌物，主要存在于腌制食品如酸菜等中，可引起食管癌、胃癌、肠癌、肺癌、脑癌、皮肤癌和白血病等。

蛋白质和氨基酸的热解产物　有专家报道了鱼和牛肉烧焦的表面物质有强致突变性，可致动物细胞染色体畸变。

藻类毒素　河水中的蓝藻毒素对肝脏有损伤作用，有致癌作用。

食物中残留农药　农产品中残留的农药对人体有很强的致癌性，食用前要将水果或蔬菜充分冲洗，浸泡的时间尽可能长些，有的还需要去皮。

注意食品添加剂的危害

发色剂 亚硝酸盐使肉色保持鲜红，同时对肉毒杆菌有较强的抑制作用，但可与蛋白质分解产物中的胺类结合形成具有较强致癌作用的亚硝胺。亚硝胺是当前国际上公认的一种致癌物质。

防腐剂 山梨酸是国际上使用较多的一种防腐剂，对细菌有抑制作用。但有报道，山梨酸可能与纤维肉瘤的形成有关。因此，在没有确定之前，还是少食用山梨酸作为防腐剂的食品为好。

食用色素 其种类甚多，如曾作黄油和人造黄油增色剂的二甲氨基耦苯有很强的致肝癌活性，已被禁用。卫生部于 2005 年 4 月 6 日发布《苏丹红危险性评估报告》。该报告通过对"苏丹红"染料系列亚型的致癌性、致敏性和遗传毒性等危险因素进行评估，最后得出结论：对人健康造成危害的可能性很小，偶然摄入含有少量苏丹红的食品，致癌的危险性不大，但如果经常摄入含较高剂量苏丹红的食品就会增加其致癌的危险性。

甜味剂 目前在世界上使用最广泛的甜味剂有两种，一种是糖精，一种是环胺类化合物，后一种有报道可引起动物癌症。糖精有动物膀胱致癌性，1977 年美国已禁止使用这种甜味剂。

香料 尽管现在还无确切资料证明它们能致癌，但从防癌角度而言，应尽可能避免使用人工合成的香料。

其他添加剂 如作为果汁和牛奶酸化剂的花椒酸可引起大鼠注射局部的肉瘤。

注意蔬菜、水果摄入不足的危害

研究证明，蔬菜和水果中含有丰富的维生素 C、纤维素、叶酸及胡萝卜素等。其中维生素 C 为抗氧化剂，可抑制活性氧自由基对细胞 DNA 的损伤，还能阻断致癌的亚硝胺类化合物在体内合成。科学家对膳食与肿瘤关系进行的流行病调查结果显示，摄入蔬菜和水果不足者患下列癌的危险性比摄入充足者高两倍：肺癌、胃癌、结肠癌、直肠癌、胰腺癌、喉癌、口腔癌、膀胱癌、子宫颈癌、卵巢癌。

注意营养素摄入不足的危害

热能 实验表明，控制进食的动物其肿瘤发病率低。因此，从防癌的角度考虑，营养素的摄取应以维持正常体重和适当减少总热量为宜。

蛋白质 蛋白质的摄入过低或过高均有可能与癌症的发生有一定的关系，摄入过多或不足均不好。

碳水化合物 过高碳水化合物膳食者胃癌的发病率较高。多摄入膳食纤维能降低直肠癌的发病率，其主要机制是吸附致癌物质和增加肠内容积以稀释致癌物。

脂肪 脂肪的摄入量与结肠癌、乳腺癌发病率呈正相关，与胃癌呈负相关。摄入的多不饱和脂肪酸、单不饱和脂肪酸和饱和脂肪酸的比例以 1：1：1 为宜。

维生素 维生素 A 在细胞内有支持抗氧化作用，维生素 A 摄入量少，肺癌、胃癌发生率就高。摄入天然的胡萝卜素（维生素 A 前体）更好。维生素 C 和维生素 E 都有清除氧自由基的作用，防止氧自由基对 DNA 的攻击，具有一定的防癌作用。

真菌类食物 真菌类食物中的多糖如蘑菇多糖、灵芝多糖、云芝多糖具有诱生干扰素、提高杀伤性细胞活性的作用，可防癌。

防癌抗癌矿物质

临床资料和现代药理研究结果均提示，防癌抗癌的矿物质很多。包括常量元素镁、钙、钾、硫等以及微量元素钼、硒、锌、铁、锰、铜、碘、铬、锗等。现具体介绍如下：

镁 研究证实，缺镁可导致淋巴细胞的活动能力锐减，产生抗体较少，免疫功能降低。镁缺乏还可以导致染色体畸变，这种细胞突变可以诱发肿瘤。

硒 国内外科学家研究发现，硒有较强的抗癌作用，能提高机体免疫力，在高硒的地区癌症的发病率较低。它能保护细胞膜的结构功能，在体内有拮抗和减低汞、镉、铊、砷等元素毒性的作用；硒还有促进正常细胞增殖和再生的功能。营养学研究资料表明，含硒最多的食物是大豆，其次为大蒜、葱、洋葱等食物。在美国，人们将大豆称为抗癌防老的特效食物。

锌 锌是促进生长发育的关键元素。它可以在人体内阻断致癌亚硝胺的合成从而发挥抗癌作用。动物蛋白如鱼、肉、动物肝、肾和海产品蛤、蚌、牡蛎等含锌量较高，所以适量食用动物蛋白质食物可以摄取足够的锌。

钼 现代医学研究表明，钼能中断亚硝胺在体内的合成，并且钼的缺乏与食管癌、肝癌密切相关。因此，多吃含钼多的食物和食品有利于防癌。豌豆及各种豆类钼的含量最高，全谷类、叶菜以及动物的肝和肾中钼的含量也很高。

铁 食管癌、胃癌、肝癌的发生与铁的缺乏密切相关，体内维持正常量的铁是防止癌变的重要措施之一。在蔬菜中，荠菜、菠菜、芹菜、油菜、苋菜、鸡毛菜、萝卜缨和番茄等含铁较多；在水果中，杏子、桃子、葡萄干、红枣、杨梅、李子、无花果、菠萝、橙、橘、柚以及龙眼肉等含铁较多；海带、紫菜、黑木耳、蘑菇等也含有一定量的铁。

碘 缺碘与乳腺癌的发生密切相关，乳腺癌高发区往往也是与缺碘有关的地方性甲状腺肿的高发区。各种海产品含碘高，大量食用海产品的日本人，其乳腺癌发病率就相对较低。

锰 微量元素锰是酶和蛋白质的组成成分，当其缺乏时，酶的活性下降，内分泌失调，免疫功能低下，肝细胞的线粒体发生异常。动物实验结果表明，锰具有抗肝癌作用。许多食物如坚果、豆类、全谷原粮制品均是锰的好来源，在蔬菜和水果中，锰的含量也不少。

锗 现代科学研究证实，锗可诱发人体产生干扰素，而干扰素则能抑制癌细胞的生长并促使其凋亡；锗还具有很强的氧化能力，具有从癌细胞中夺取氢离子的巨大能量，致使癌细胞失去氢离子而受到抑制，甚至死亡。许多食物如大蒜、山药、枸杞等均富含锗成分，锗对于防癌的作用已引起人们极大的兴趣。

选择防癌食物

医学家们发现大白菜、花菜、莴苣、萝卜、龙须菜、南瓜、豌豆等可以对抗亚硝酸盐的致癌性。在一些绿叶蔬菜中，有大量维生素 C，实验证明维生素 C 能够抑制某些致癌物的生成。大白菜、卷心菜中还含有较多的微量元素钼，钼是具有一定抗癌作用的微量元素。白萝卜、胡萝卜等蔬菜中含有纤维素，它能提高人体抵抗癌细胞的能力。还有，蔬菜中粗纤维多，可以预防大肠癌。此外，动物内脏（肝、肾等）中的大量维生素 A、蘑菇中的多糖物质、大蒜中的脂溶性挥发油等都具有一定的抗癌和防癌作用。

蔬菜与防癌

大量的研究证实，饮食与生活环境因素在癌症的发生、发展中起着重要的作用。譬如，东方人移民到美国后，随着其第二三代人生活及饮食习惯的西化改变，原东方人常见的胃癌、肝癌、鼻咽癌、子宫颈癌等常见的癌症逐渐减少，而肠癌、乳腺癌等西方人常见的肿瘤则逐渐增多。饮食和癌症的相关性已从流行病学和动物模型及临床研究中得到了印证。

研究显示，近年来发病率不断增高的乳腺癌、子宫内膜癌、胆囊癌、大肠癌和胰脏癌等都与脂肪及肉类的过多摄取有关；男性的前列腺癌也与西化的饮食习惯密切相关。营养学家由此提出，再次适度地回归原始的素食本性，多摄取蔬菜、水果及五谷类，可能是防止诸多文明病及预防癌症的最佳途径。

医学研究已陆续证实，植物性食物中的繁复的化学成分，有别于我们目前所简单认识的维生素和矿物质，它们可用来对抗多种疾病，尤其是它们还具有抗癌防癌效果。

最令医学家感到兴奋的是，植物性食物中的化学成分可通过多重的生物效应对细胞从正常状态转变成癌细胞的过程产生明显的抑制作用。这里化学成分可在人类预防癌症方面发挥极为重要的作用。

流行病学调查也指出，多摄取蔬菜、水果及各种植物性食品确实可以降低各种癌症的发病率。美国自 1991 年开始全力推广"天天 5 蔬果"的饮食防癌运动以来，癌症的发生率和死亡率逐年下降，由此可见，"天天 5 蔬果"的日常生活习惯是非常值得广泛推广的简单、经济和实用的防癌方法。

切莫滥服药品

俗话说，逢药就有三分毒，现实确实是如此。因此，医学专家均告诫：非治疗需要，切记不要乱用任何药物。滥用药物不但不能防病治病，还会引发各种副作用，甚至会致癌。如长期滥用解热镇痛药会引起肾盂癌和膀胱癌；长期服用己烯雌酚的妇女，易发生卵巢癌；长期使用己烯雌酚的男性可发生肾上腺癌；长期使用雄激素（尤其是甲基睾丸素）的人容易引起肝癌等。

饮用新鲜、清洁的水

在农村的许多地方，大多数农家都是将水储存在水缸中。若缸水未吃完又加新水，水缸底部会留有许多尘垢、细菌和其他有害物质，甚至是致癌物。长期饮用，特别是直接饮用这样的水极易患消化系统疾病，甚至引发癌症。因此，建议用水缸储存水的农家应定期清洗储水缸。一般建议夏季每2～3天洗1次，把缸底洗干净后，再存新水。在冬季，至少每周洗1次。

在城市里，有许多高层建筑，于顶层建造了一个储水槽，先把自来水泵放入储水槽内，再由储水槽流进每个住户。对这类储水槽，应定期清洁消毒，保证干净卫生，否则水槽无人管理，水槽内漂浮着许多污物，水中会生长多种藻类，水槽底部也会有很厚一层尘垢，这样的水质对人体是有害的。

把好饮食防癌"四道关"

大量研究证实，存在于各种食物中的对人体有致癌作用的化合物及复合物有近30种。因此，饮食防癌应该抓住食物的采购、烹饪、进食习惯、咀嚼这四个关键环节。

把好采购关 购买食品时要注意多买、常买含有防癌物质的食品。主要有以下几类：一是含胡萝卜素和维生素的胡萝卜、菠菜、辣椒、韭菜、青菜、西红柿、土豆、卷心菜等；二是含异丙酮丰富的大豆及其制品；三是含锗丰富的大蒜；四是含纤维素丰富的食品，如水果、粗杂粮、芹菜、萝卜、大头菜、苋菜、红薯等；五是含硒丰富的蘑菇、大蒜和洋葱等；六是富含谷胱甘肽的葱头；七是富含锌、碘等微量元素和对人体有益的脂肪酸和易吸收的蛋白质的鱼类及各种海产品。慎防加工不当的成品和半成品。

把好加工关　一是淘米之前要把发霉变质的米粒挑出丢掉，以除去可能含有致癌物质黄曲霉毒素的霉变的米、玉米等；二是油炸食物时，不宜使用多次炸过食物的陈油，因油脂反复多次加热，可使油内产生致癌物质；三是炒菜时不要把油烧得过热，甚至冒烟，否则油可产生致癌物质；四是不要挤出菜汁，因菜汁中含有丰富的多种维生素、酶和其他有利于抗癌的养分；五是熏烤食物不要用松柏枝、煤、煤气和焦炭等燃料，它们不完全燃烧时可产生较多的致癌物质。

把好进食关　应该适当多吃些绿色蔬菜、可食的野菜和含蛋白质丰富的食品。切忌偏食、挑食。平衡饮食是现代饮食观念，该观念建议食品应多种、多样，吃得越杂越好，但应避免过多的高脂肪食物、含糖高的甜食、含盐多的咸食以及熏烤和腌制食品，因这些食物易导致各种代谢性疾病，并使人体的免疫力下降，甚至有诱发各种癌症的可能。

把好咀嚼关　唾液中含有多种酶，它们除了有协助消化、分解食物、减轻胃肠工作压力的作用外，还具有强化肌肉、血管的作用和消毒能力，科学研究表明，吃饭时细嚼慢咽有助于抗老、防癌。

防癌七吃法

吃苦　美国科学家认为，苦瓜、杏及野菜等苦味食品常富含维生素 B 族，是人体维生素 B 的重要来源。其主要成分中的氰化物对正常细胞无破坏作用，但对癌细胞有强大的杀伤力，并能抑制癌细胞，使之发生代谢障碍而像花朵凋谢一样凋亡。

吃酸　酸味水果富含维生素 C，有抗癌作用。酸奶和酸菜中的乳酸菌能把糖分解为乳酸，抑制大肠内腐败菌类的繁殖，减少毒素的产生，并分解致癌物质，能有效地预防结肠癌、直肠癌等。

吃素　常吃粗粮、大豆、薯类及新鲜蔬菜、水果等富含纤维的素食可刺激肠蠕动，加速有毒有害物质及致癌物质的排泄，而有防癌作用。40 岁以后"基本吃素"是防癌的有效途径。

吃生　据科学分析，生的新鲜蔬菜尤其是十字花科的蔬菜里含有醌和酚。醌可冲淡致癌物质，并加速其排出体外；酚可阻碍癌细胞的代谢。另外，蔬菜内的干扰素诱生剂可作用于细胞而产生干扰素，有利于提高机体的免疫力，从而发挥防癌抗癌作用。

吃淡 调查表明，每天食盐量低于 10 克，胃癌发生率就很低；每天吃 10～15 克食盐者，胃癌发生率较高；每天超过 15 克，胃癌发生率更高。原因是食物中氯化钠含量高，大量氢离子进入胃黏膜细胞内，刺激胃酸和胃蛋白酶分泌，并引起组织胺释放，造成胃黏膜发炎、肿胀、溃疡、出血、萎缩，在亚硝酸胺类化合物作用下容易癌变。

少吃多嚼 多嚼可刺激唾液腺分泌，唾液中的许多酶有很强的抗癌作用。多嚼可消除食物中亚硝胺、黄曲霉素和苯并芘等致癌物质，可有效地减少食道癌、胃癌、肝癌等癌症的发生。

饮食宜清淡 喜食硬食、烫食和进食快、嗜重盐是食管癌和胃癌的危险因素，因此饮食宜清淡。但多吃被认为"荤"物的葱、蒜、韭菜则有防癌、抗突变的作用。

酗酒诱癌

对于酒精本身是否为直接的致癌因素或只是一种辅助因子来加强其他致癌物质的致癌效果，目前仍未确定。但酗酒的危害是显而易见的：①酒在酿造过程中可能受污染，而可能含有致癌物质亚硝胺、黄曲霉素等；②酒在酿造过程中，可能会产生一些致癌的化学物质，如杂醇、多环芳烃类；③酗酒者也可因某种营养素的缺乏而间接地增加罹患癌症的机会；④酒精是一种有机溶剂，能使致癌物容易被人吸收，而加强了致癌作用；⑤酒精能降低肝脏的解毒功能，使致癌物无法得到及时有效的分解代谢而使致癌作用有所增加；⑥酒精能抑制人体的免疫功能，加强致癌物的活化，降低人体自行清除癌变细胞的能力；⑦既吸烟、又饮酒的人，烟、酒产生协同作用，使得癌症的危险性成倍地增加。

国内外研究显示，与饮用啤酒有关的癌症有：头颈癌、食管癌、胃癌、肝癌和乳腺癌等。长期饮酒可引起消化道癌，既吸烟又饮酒者致癌危险性更高。单嗜酒者患口腔、咽喉及食道癌的，比不吸烟、不饮酒的人高 2～3 倍；吸烟又饮酒者患口腔癌、咽喉癌的几率则比不吸烟、不饮酒的人高出 15.5 倍，食道癌则为 44 倍。另有资料显示，每天吸烟在 30 支以上和饮酒 121 克乙醇以上（通常饮 1 小杯白酒或 1 大杯啤酒大体上相当于 10～12 克乙醇）的人，食管癌的发病率比每天吸烟在 9 支以下和饮酒 40 克乙醇以下的人高出 155 倍。

科学家曾对丹麦酒厂的工人进行调查，这些工人每天可免费饮用约 2 升的啤酒，这超过了丹麦男性的平均饮酒量。调查结果显示，与普通人群相比较，酿酒厂工人的食管癌、喉癌、肺癌的发病率均比一般人高出许多倍，其中食管癌发病率是普通人群的 25 倍，喉癌发病率是普通人群的 10 倍。

有些宗教禁止饮酒，他们的教众则极少发生口腔癌和头颈部癌。

在我国，烈性酒的高产和高消费地区常常也是胃癌、肝癌的高发地区。

吸烟，弊远大于利

吸烟致癌　吸烟能致癌已是公认的了。吸烟至少与 14 种癌症有关。吸烟的烟雾颗粒中约有 3500 多种化学物质，其中至少有 43 种是致癌物，主要有多环芳烃类、尼古丁等；促癌物包括酚类、有机酸类，它们本身无致癌作用，但是对致癌物有促进作用。吸烟者患肺癌的几率比不吸烟者高 7～20 倍，比如 1 万个不吸烟的人中，若每年有 1 人患肺癌，而 1 万个吸烟的人中每年就有 10 个患肺癌，危险性增加了 10 倍。长期吸烟，其严重危害性在经历较长的时间后就会显露，戒烟 15 年后肺癌发病率才与不吸烟者发病率相仿。

兔子耳朵上的肿瘤　烟草点燃后产生的烟雾中，有害物质最重要的不是尼古丁，而是烟焦油和其中的苯并芘等多环芳烃类物，这些物质涂在兔子耳朵上，能使兔子耳朵长出肿瘤来。

烟盒上的忠告　很多国家和地区的香烟盒上写着"政

府忠告：吸烟引起肺癌"。的确，吸烟的人与不吸烟的人相比，患肺癌的危险性高出 7～20 倍，发生食管癌的危险性高出 6 倍，发生膀胱癌的危险性高出 4 倍。吸烟还会引起膀胱癌，是因为烟雾中的有害物质在肺里面被血液吸收，然后经过肾脏滤出来，浓缩、沉积在膀胱里面，小便一般是 3～4 个小时排放一次，这样膀胱会不断地接触化学致癌物质，当然膀胱癌发生的可能性就高了。

有人发现一些人不抽烟但得了肺癌，而一些人吸了一辈子烟却没有得肺癌。这是因为人们生活中接触到的致癌物不仅来自吸烟一项，其他的来源比如油烟中的苯并芘，汽车尾气中的芳香烃类致癌物，这些都可能引起肺癌，所以不吸烟的人也会患肺癌。而吸烟的人患肺癌的危险性显然就更大了。不吸烟的人患肺癌的毕竟不是多数，据统计，中国 16 岁以上的男子吸烟的占 60%，当然这 60% 的男人不会都患肺癌，可是，那些患了肺癌的人，他们绝大多数都是吸烟者。

勃氏吸烟指数 肿瘤病因学上有一个勃氏吸烟指数。这个指数是，每天吸烟的支数乘上吸烟的年数，如果乘积大于 400 支年，那么这个人就成为了肺癌的高危对象。比如一位烟民每天吸一包烟 20 支，20 年吸下来，20 乘 20 已经达到 400 支年，如果每天吸两包，那么不需 20 年，10 年便达到 400 支年了。这位烟民生癌的危险性就会比别人高 10 倍！

吸烟还会影响到其他 不吸烟的人和吸烟的人在一起，也被动地吸进了烟雾，被动吸烟一样影响健康。英国的调查结果表明，家庭成员中有一个人吸烟，其他人患癌的危险比无人吸烟的家庭成员高 1 倍，若是有两人吸烟，则高 2 倍。

戒还是不戒 人们对吸烟有一个误解，认为吸了就别戒了，因为已经达成了平衡，一旦戒烟失去平衡反而会生病。"你看某某原来蛮好，就是听了医生说的要戒烟，现在出问题了吧，住医院了"。是这样吗？不是！某某不是因为戒烟才生病的，相反，是吸烟引起的伤害，日积月累，到了一定程度后随时可能发作。吸烟对于人体的危害是漫长的、根深蒂固的。

英国一个著名的流行病学研究机构调查了许多原来吸烟而后来戒了烟的男性，逐年访问他们，将他们与吸烟有关的疾病情况与那些从来不吸烟的男性相比，结果是这些人戒烟之后，许多与吸烟有关的毛病逐年减少，一直到戒烟后 16 年，他们患肺癌的概率才逐年下降到与从来不吸烟的人一样。这说明了什么？说明吸烟对人体的危害是根深蒂固的，最好别吸烟，吸了烟的人应努力戒烟，而且越早戒越好，戒了烟虽然不能保证从此不生病，但是生病、患肺癌的机会逐年减少是肯定的。

其他与吸烟有关的癌症

香烟的烟雾（特别是其中所含的焦油）是致癌物质——就是说，它能在它所接触到的组织中导致癌症。因此，吸烟者呼吸道的任何部位（包括口腔和咽喉）都有发生癌的可能。一个每天吸 15 到 20 支香烟的人，其除易患肺癌外，患口腔癌或喉癌致死的几率，要比不吸烟的人大 14 倍。

大多数吸烟者喜欢将一定量的烟雾吞下，因此消化道（特别是食道及咽部）就有患癌的危险。吸烟者易患食道癌致死的几率比不吸烟的人大 4 倍。

吸烟者吸入的焦油中所含的致癌化学物质可被血液所吸收，然后经泌尿系统排泄出来，而易导致膀胱癌。吸烟者死于膀胱癌的几率要比不吸烟者高两倍。

第四章

癌症偏爱谁

　　癌症的发病与有害环境因素、不良生活方式及遗传易感性密切相关。2000年全球新发癌症病例约1000万，死亡620万，现患病例2200万。预计2020年癌症新发病例将达到1500万，死亡1000万，现患病例3000万。癌症已成为新世纪人类的第一杀手。

目前，绝大多数癌症的病因尚不完全明确。肿瘤的发生是多种因素相互作用、多基因参与、多步骤发展的一系列复杂过程。研究认为，癌症是一种基于基因功能异常的疾病。外源性因素（如化学致癌物、电离辐射、致瘤病毒）作用于机体细胞后，可引起细胞 DNA 的损伤。如果细胞的基因组（即多个基因）自身修复能力异常，不能及时修复损伤，细胞的增殖、分裂就会失去调控而发生癌变。再加上机体免疫力低下，不能及时清除癌变细胞，机体就容易患上癌症。

癌症的发病与有害环境因素、不良生活方式及遗传易感性密切相关。2000 年全球新发癌症病例约 1000 万，死亡 620 万，现患病例 2200 万。预计 2020 年癌症新发病例将达到 1500 万，死亡 1000 万，现患病例 3000 万。癌症已成为新世纪人类的第一杀手。

20 世纪 70 年代以来，我国癌症发病及死亡率一直呈上升趋势，癌症的危害日趋严重，防癌抗癌的形势非常严峻。2008 年 4 月 29 日中国卫生部发布的第三次全国死因调查显示，中国城乡居民的癌症（恶性肿瘤）死亡率在过去 30 年中增长了八成以上。目前，癌症已经成为中国城市居民的首位死因和农村居民的第二位死因。与 20 世纪 70 年代中期和 90 年代初期的调查相比，中国城乡居民的癌症死亡率已经分别增加了 83.1％和 22.5％。由于恶性肿瘤的难控性，估计在今后数年内也可能取代脑血管病，成为农村居民第一位的死因。城市地区男性死亡率最高的10种恶性肿瘤分别是肺癌、肝癌、胃癌、食道癌、结/直肠癌，胰腺癌、脑部恶性肿瘤、膀胱癌、淋巴瘤、白血病等；女性死亡率最高的10种恶性肿瘤分别是乳腺癌、肺癌、结/直肠癌、胃癌、肝癌、卵巢癌、胰腺癌、食道癌、子宫恶性肿瘤、脑部恶性肿瘤。

尽管社会经济不断发展，但癌症的主要危险因素并未得以有效控制。废气的排放、饮水中的重金属离子、食品添加剂等等，都在使我们无形中受到癌症的威胁。当前，我国的肝癌、胃癌及食管癌等死亡率居高不下，同时肺癌、结/直肠癌及乳腺癌等又呈显著上升趋势，尤其是肺癌，在70年代至90年代的20年间，死亡率上升了一倍多，形成了发展中国家癌谱与发达国家高发癌谱并存的局面，从而增加防治工作的难度。特别值得重视的是，我国农村和西部地区癌症死亡率的上升速度明显高于城市和东部地区，已经成为当地农民因病致贫及因病返贫的重要原因。

目前我国每死亡5人，即有1人死于癌症，不仅严重影响民众的健康，而且成为医疗费用上涨的重要因素。据有关部门估算，每年用于癌症病人的医疗费用达数百亿元。此外，由于中晚期癌症患者治疗效果尚不满意，其不良预后往往波及亲友及家庭，不仅给亲人的生活带来负担和阴影，还会影响社会稳定。

造成这种现象有多方面原因。一是因为随着医学科学的发展，诊疗技术的提高，许多癌症越来越多地在早期就被诊断出来。二是因为人们的平均寿命延长了，许多过去没有机会发现的肿瘤逐渐显露出了面目，而且，许多肿瘤又好发于中老年人，因此，癌症患者就增多了。三是随着环境污染加剧，进入人体的致癌物质越来越多，使得某些癌症的发病率有所增加。四是随着生活水平提高，我国人民的饮食结构和习惯、生活方式都发生了明显的改变，加上防癌抗癌知识普及不够，以致一些原来发病率较低的癌症如大肠癌的发病率有所提升。五是生活水平的提高、社会的宣传，使越来越多的人开始关注自己的身体，关心自己的健康，定期的体检、平时生活中身体的细微变化，都使肿瘤无处藏身。

那么，究竟有哪些人容易成为癌症的易患人群呢？

老年人容易患癌

尽管肿瘤可以发生在任何年龄，但大多数癌症的高发年龄在 40 岁以后，以 50 岁为一个高峰，65 岁老年人患肿瘤的危险性是 25 岁的青年人的 50 多倍。这是由于致癌因子的作用要有一个积累过程，组织细胞的衰老可增加对致癌物质的敏感性，癌症的发生与人体免疫功能、协调功能衰退有关，所以癌症的发生以中老年人居多。

中老年人容易患癌，可能与以下因素有关：

"致癌潜伏期"　致癌因素作用于人体后，并不是马上就会发病，往往要经过 15～30 年的"致癌潜伏期"。如果在 20～30 岁经常接触致癌物，要到 40～50 岁以后才发病。正是在这个阶段许多已经脱离了致癌物环境的老年人发现自己患上了癌症。

免疫功能减弱　随着年龄增大，机体的免疫功能减弱，对癌变过程的免疫监视作用降低，不能及时发现和清除癌变细胞。同时，免疫功能的减弱，也有利于肿瘤发展的速度加快。

接触致癌因素的机会增多　年龄越大，接触致癌因素的机会也就越多，而致癌因素对机体的影响也就会越来越大。如吸烟的人，吸烟的年限越长，患肺癌的可能性当然也就越大。

有癌变倾向的慢性病　老年人的胃癌、大肠癌、子宫颈癌、乳腺癌等，可能源于本身早已存在的各种有癌变倾向的慢性病，如慢性萎缩性胃溃疡病、大肠腺瘤、子宫颈炎、乳腺纤维囊性病等。

忽视身体的信号　许多老年人身体一直都很好，甚至一辈子没有得过病，没有到过医院，对于老年后出现的一些不适情况往往没有给予足够的关注，认为这样是娇气的表现，还要麻烦子女，让他们担心，因此，往往延误最佳的防治时机。其实，人到老年，还是应该"娇气"些好，因为这些不舒服往往是身体给出的信号，提醒我们应该关心一下自己，所以，出现不舒服的时候，一定要尽快到医院进行检查，排除大的问题，这样才是真正让子女放心。

越来越多的中青年人患上癌症

近年来，肺癌、肝癌、肠癌、乳腺癌等恶性肿瘤的发病年龄有年轻化倾向。是什么因素导致癌症年轻化呢？主要原因有以下几方面：

致癌物质的攻击　由于中青年人正是社会的活跃分子，其活动范围较大，且机体新陈代谢旺盛，新生的和正在分裂繁殖的细胞，容易受到环境污染中致癌物质的攻击，如过早吸烟、饮酒都为癌症的年轻化创造了条件。

遗传易感性　研究发现，40％的肝癌患者的亲属中曾有肝癌病史者；父母曾患癌症，尤其是乳腺癌，其女儿患乳腺癌等癌症的发病率显著高于一般人群。这些患者的癌症发生很可能与遗传易感性有关。研究提示，具有遗传易感因素的癌症患者的年龄常较年轻。

内分泌功能紊乱　由于生活、工作压力过大等，不少中青年，特别是临近更年期的人群，因工作过于紧张而出现生理功能紊乱所导致的内分泌异常。在女性主要表现为月经不规则，甚至过早闭经和异常泌乳等，男性的主要表现在性功能减退、肥胖等。另外，近年来，由于爱美之心等因素，不少女性常外用或服用某些"养颜美容"的药品或所谓的"保健品"，而这些药品或所谓的"保健品"大多含有激素类成分，可导致人为的内分泌紊乱。大量的研究表明，内分泌紊乱与乳腺癌、甲状腺癌、肝癌、卵巢癌、子宫内膜癌、前列腺癌等多种癌症的发生、发展有关。

过度疲劳和精神紧张 中青年人是社会的栋梁，正是"上有老，下有小"的年龄，工作和生活负担重，精神压力大。经常性的过度疲劳和精神紧张可导致机体的抵抗力下降，使得癌症等各种疾病得以乘虚而入。

饮食结构和习惯改变、不良的生活方式 随着生活越来越好了，青年人的饮食结构发生了明显西方化的改变，高热量、高脂肪、低纤维素的饮食，使肥胖症发生率增高，女性患者体内激素水平紊乱发生率增高，致使大肠癌、乳腺癌的发病率有所提升。同时，随着生活节奏的加快，饮食习惯也发生了改变，不吃早餐，不按时吃饭，进食品种相对单一，甚至只为饱腹，不顾营养，而使得胃癌、胆囊癌、胰腺癌等的发病率也呈明显上升趋势。

自恃年富力强 很多的中青年人自恃年富力强，对疾病的警惕性不高，甚至漠视健康问题，对定期的健康检查和防癌体检不屑一顾，以致容易错失预防癌症的最佳时机。由于缺乏识别癌症早期现象的知识，再加上工作和生活上的忙碌，"没有时间"成为许多人放弃检查的借口，许多癌症的早期症状更易被中青年人忽略，一旦症状明显，癌症往往已发展到了中晚期，失去了最佳的治疗时机。

中青年人现已成为癌症袭击的主要"目标"，希望各位中青年朋友们注意提高对癌症的警惕性，早点发现，早些治疗。

不良生活方式者

吸烟、酗酒、缺乏运动、生活无规律、不注意厨房通风、常憋尿等不良生活方式易患癌症。烟草中的苯并芘、尼古丁等多环芳烃类化合物和砷、镉等物质的致癌性都相当强，每种物质都具有独立的致癌机制。吸烟者比不吸烟者死于癌的机会大70％。除引发肺癌外，还可间接引起口腔癌、鼻咽癌、喉癌、食管癌、肝癌、胰腺癌、子宫颈癌、肾癌和膀胱癌等。戒烟5年后患各种癌症如肝癌、大肠癌死亡的危险会下降50％。酒精可作为一种化学促癌物质而引起如口腔癌、鼻咽癌、喉癌、食管癌、乳腺癌等癌症，也可对其他物质的致癌性起潜在诱导作用，还会使癌前病变细胞加速病变；缺乏运动使现代人身体素质普遍下降，削弱了抗御癌症的能力；常憋尿会使膀胱黏膜屏障作用减弱，抵抗致癌物质的能力下降，易患膀胱癌。

不良饮食习惯者

喜吃腌制、熏烤、油炸、烧焦、热烫食品者，常吃霉变、富含亚硝酸盐食物，以及三餐不按时、进食过快者易患消化道肿瘤；高脂饮食、吃甜食太多者易患乳腺癌、大肠癌；高盐饮食者易患食道癌、胃癌；常饮浓茶、吃辣椒等刺激性食物者易患喉癌、食道癌；经常性便秘者，粪便内的毒素不断被肠壁吸收而易患大肠癌；少吃蔬菜、水果者各种癌症的发病率均较高。

精神情绪不稳定者

长期精神紧张、机体长期超负荷运转、神经质倾向、习惯于自我克制、缺乏自信心、情绪低落、情绪起伏较大、总觉得无所事事者，以及内向不稳定型个性者等精神状态和情绪长期不良等性格者易出现神经内分泌代谢紊乱而导致器官功能失调，进而降低和抑制机体的免疫能力，影响免疫系统识别和消灭癌细胞的监视作用，使癌细胞易于产生和增殖。因此，癌症病因学研究方面认为不良情绪是癌的活化剂。

某些慢性疾病患者

许多慢性疾病具有潜在的癌变可能，医学上将这些疾病称之为癌前病变。在生活中尤应注意这些疾病变化的信号，积极检查，避免其进一步向肿瘤发展。定期的体格检查会从一定程度上帮助定期观测这些癌前病变的变化情况，从而及时发现这些癌前病变的癌变倾向与变化，以实现早诊断、早治疗。

如有肝炎、肝硬化者易患肝癌，这是肝癌的发生发展在临床上很常见的疾病变迁的现象，因此，在临床上将肝炎、肝硬化视为肝癌的癌前病变；除肝炎与肝癌有关外，临床上发现有慢性萎缩性胃炎、胃息肉、胃溃疡、残胃炎或残胃溃疡者易患胃癌；有胆囊或阑尾切除史者及有溃疡性结肠炎、结肠息肉者易患大肠癌；有乳腺小叶增生者，易患乳腺癌；有慢性宫颈糜烂或宫颈炎者易患宫颈癌；有黏膜白斑病、慢性皮炎或溃疡者易患皮肤癌；原有黑痣突然增大、破溃、出血者易患恶性黑色素瘤。因此，现临床上将上述疾病均视为癌前病变，不幸患上这些疾病者应提高防癌意识。

某些职业者

长期与致癌化学物质或放射性物质接触者容易患多种癌症。如长期接触联苯胺易发生膀胱癌；苯类有机物能引起白血病；氯乙烯等能引起肝血管肉瘤；氯甲醚、络酸盐、石棉、焦炉逸散物质能引起肺癌等恶性肿瘤，因此，从事上述相关职业者应提高警惕。

X线、放射性同位素除可导致放射性疾病外，还能引起白血病、淋巴瘤等癌症，孕妇接受过量X线照射可使胎儿生癌的机会增加47倍。因此，对于放射性物质接触者及从业人员应提高安全防护意识。

大量研究显示，生活中长期接触苯及其衍生物，如经常吸入汽车尾气、长期接触者或使用染发剂者，以及过多进食烧烤、熏食、腌制类食物的人群均是癌症的高危人群。

有癌症家族史者

肿瘤是个体遗传基因的缺陷和环境中致癌物质相互作用的结果。研究表明，癌症的病因中90%是外因性的，但有10%的癌症具有遗传易感性，有肿瘤家族史的人比一般人患癌症的几率要大得多。若母亲患乳腺癌，其女性后代患乳腺癌的几率较大；胃癌患者的近亲中，患胃癌的几率比一般人高4倍。因此，有些癌症患者的后代患某些癌症的几率比一般人群要高一些，目前认为有遗传易感性的常见癌症有：甲状腺癌、鼻咽癌、淋巴瘤、肺癌、胃癌、肝癌、乳腺癌、卵巢癌、宫颈癌、结/直肠癌等。

营养缺乏者

若营养缺乏、不平衡，特别是微量元素和维生素缺乏，会使人体免疫防御监护功能下降，使人体对化学物质所诱发肿瘤的敏感性增加，因此特别容易患癌。如维生素 A 缺乏者罹患胃癌的危险增加 3.5 倍，患其他癌的危险也增加两倍多；维生素 C 缺乏者罹患膀胱癌、食道癌、肾上腺癌的危险增加两倍；在维生素 E 不足的人群中，唇癌、口腔癌、咽癌、皮肤癌、宫颈癌、胃癌、肠癌、肺癌等患病率均增高。

过敏体质者

美国科学家调查了近 4 万人，发现对药物或化学试剂等过敏的人比无过敏史的人更易患癌。如有过敏史的女性罹患乳腺癌的危险比正常人高 30％，有过敏史的男性罹患前列腺癌的危险比正常人高 41％。

肥胖者

超重和肥胖会增加患癌症的风险。身体内过多的脂肪会影响体内激素的平衡。研究显示，脂肪细胞能够释放雌激素，可加剧机体的内分泌紊乱，从而增加患癌症的危险。尤其会增加大肠癌、食管癌、胰腺癌、肾癌、子宫内膜癌和更年期妇女乳腺癌的患病机会。研究资料显示，肥胖女性发生结肠癌的危险性比一般女性高两倍。美国癌症中心报告，腰部以上特别肥胖的女性患乳腺癌的可能性要高出正常者 4～6 倍。

从不体检者

体检可以及时发现一些与癌症相关的状态或癌前病变，并使之得到相应的及时处理，从而达到减少癌症发生的目的。另外，体检可提高各种癌症的早期发现率，从而进一步提高癌症的"治愈"率。大量的临床资料提示，大多数癌症从可被检出到出现症状常需 8～10 个月，故对于癌症好发人群每 6 个月到医院体检一次以早期发现癌症是必要的。从不体检者失去了有效的医疗监测机会，而易得到癌症的"偏爱"。

儿童也会患癌

癌症也是孩子的杀手 提起癌症，不少人认为只有成年人才会得。其实不然，近年来的研究资料表明，癌症是成年人的主要杀手，但也夺走了不少孩子的生命。在工业发达的国家和地区，癌症是 1～16 岁儿童死亡的常见原因之一，仅次于意外死亡。调查显示在每 10 万个孩子中，每年就有 8 个死于癌症，其数量是相当惊人的。应该引起人们的重视。

已知的儿童肿瘤有 50 多种，儿童肿瘤多数发生于身体组织和细胞最幼稚、最容易受到刺激的部位。临床上一些典型的儿童肿瘤，大多起于胚胎发育期，如脑胶质瘤、神经母细胞瘤、肾癌等就属于胚胎癌，只是在出生后才表现出临床症状而已。据报道，孕妇在怀孕期用过己烯雌酚者，其生出的女孩往往易患生殖器癌症；怀孕期受过辐射的孕妇，产下的孩子可能会患白血病。

严重但效果好　儿童癌症的特点是，发病的年龄多在 6 岁以下，恶性程度大，早期转移。但是，儿童肿瘤往往对治疗药物敏感，只要方法选择得当，许多种类的肿瘤治疗效果还是很好的。

第五章

癌症早发现

　　要实现尽早发现早期癌症，除了具有较高的健康意识外，还须了解早期癌症的常见症状表现。癌症最早期可以没有明显症状，也可以与常见非癌症疾病的症状相似，如果有相关症状，要提高警惕，尽早请有经验的医师诊断清楚，按不同疾病进行治疗。

什么是癌症初筛普查

癌症初筛检查就是利用较简单的检查办法，从一定范围的人群中发现癌症可疑患者或癌前期疾病。一般来说，癌症初筛检查对绝大多数群众而言可排除已患癌的可能性，对所发现的少数有癌症的可疑征象者可以提供进一步诊断的机会。普查也可几种初筛和检查方法联合检查，在高危人群中普查某种或多种癌症。但要提请注意的是，由于癌症的发生、发展是一个动态的过程，且当前的诊断技术尚有不足等原因，普查还有一定数量的漏诊和误诊，所以即使防癌筛查无问题，也不要以为万事大吉了，还应继续保持防癌的警惕性。

在高危人群中普查某种癌症，是发现早期癌症患者、减少癌症的发病率和死亡率的重要措施。乳腺癌和宫颈癌的普查已为国内外公认的很有效的预防癌症的方法。

美国对50岁以上的女性进行体检和乳房摄片的普查，使乳腺癌的死亡率降低了30%，我国北京和天津等地较大规模地开展了乳腺癌筛查，都取得了良好的效果。乳腺癌的普查对象是30岁以上的女性，每1～2年检查一次为宜。

对20～70岁的妇女，每2～3年进行一次宫颈检查和宫颈刮片脱落细胞学检查，可降低宫颈癌死亡率的 25%～75%。我国江西靖安县每 2 年普查一次宫颈癌，连续 10 年，宫颈癌的死亡率由 44.70/10 万降低到 6.90/10 万，早期宫颈癌的发现率由 10.53%增加到 66.67%。在我国许多地方进行了健康体检，到机关、工厂等单位查常见病，同时也发现了一些早期癌症患者。癌症的初筛检查能够早期发现、早期诊断出癌症病患，以便这些病友得到早期治疗。这也就是癌症的二级预防。

如何进行防癌体检

近年来，癌症的发病率呈明显上升趋势。我们身边的很多亲友和同事，前些天还在与我们谈笑风生，昨天就被确诊为晚期癌症，不久就将离我们而去。因此，人们不禁要问：难道就没有早期发现和诊断癌症的办法吗？

其实，现已有较多的早期发现和诊断癌症的办法。但由于 90%的早期癌症是没有明显症状的，要早期发现和诊断癌症就必须靠专业检查才能实现。目前，绝大多数癌症患者都是在出现症状时才到医院去检查，但此时往往已发展到中晚期，失去了最佳治疗时机。就目前的医学发展水平而言，绝大多数癌症只有早期发现才能治愈，而只有依靠专业的防癌普查才能发现早期癌症。因此，我们提醒人们应注意以下几点：

（1）要加强防癌意识，重视健康体检，尤其是 35 岁以上人群，特别是有肿瘤家族史的人群更要重视。

（2）在一般情况下，一次健康体检只能管 3～6 个月。如果没有特殊情况，我们建议适龄人员每年至少进行一次健康体检，以便做到癌症的早发现、早诊断、早治疗。

（3）进行防癌普查一定要选择有较高水平的医院和专业普查队伍，以避免由于设备因素和人为原因导致的漏诊、误诊。而且，只有这样才能在体检时发现可疑问题，可以继续得到查、诊、治等系列服务，避免重复检查、耗费时间和延误诊治。

常规体检≠防癌普查

很多患者来就诊时就发现已是癌症的晚期，为此常常满腹疑问地抱怨："我们单位每年都会进行体检，可怎么没有发现问题啊？"这种情形在临床上常常会碰到。

近年来，随着健康意识和劳动保护条件的提高，定期健康体检在很多单位已经成为制度，还有许多人已会自费进行定期体检。但为什么参加体检的人越来越多，而早期癌症的发现率并没有因此提高？

原因之一就是很多人以为体检均可以查癌，一次体检就可以"保"一年或几年，因而对一些癌症的信号失去了警惕。其实健康体检中虽然包含一些查癌的指标，但这些指标并不完全可靠，且常常不够全面。规范的防癌体检不仅是简单的抽血检查几项癌症的标志物即可，还必须和物理检查相结合才能起到一定的防癌体检作用。其实这些物理检查种类并不多，常常只有做胃镜查胃癌，做肠镜查肠癌，通过直肠指检和大便隐血化验查直肠癌，宫颈刮片查宫颈癌，X摄片查乳腺癌等。

很多的防癌检查项目在常规体检中不一定包括，也不是每个人都需要去做这些项目。因此，防癌体检应该因人、因地而异。癌症的发病有地域性，如沿海地区一直是胃癌的高发区。像消化道癌、妇科癌等则应关注家族史。每个人应该根据自己的情况选择相应的体检项目。在防癌检查中有两点应注意，一是已经出现不适的部位一定要检查，不要因为害怕检查所致的一些麻烦和不舒服而贻误病情；二是如果属于高危人群，应该坚持定期做检查。美国乳腺癌协会对乳腺癌普查的经验证明，每年一次，连续四次以后，50岁以上的女性人群才有乳腺癌病死率下降的趋势。

远离癌症，重在预防

研究表明，80％的癌症是由不良生活习惯和周围环境等外在因素引起的，其中最重要的因素是吸烟、不合理膳食，以及工作和生活环境的致癌因素等。因此，假如人们能不吸烟、选择合理的膳食，以及尽量减少接触不良环境因素，就有很大可能避免癌症的发生。就特定人群而言，大部分癌症都是可以预防的。大量的资料显示：通过改变不良生活习惯、选择营养平衡膳食，再加上适度的体育锻炼和维持适宜的体重，持之以恒，就可使当前人类的癌症减少约40％。

发达国家对癌症预防非常重视，美国于1965年开始提倡戒烟，同时，提出其他防癌措施。现成果已逐渐显现。美国人1930年到1990年癌症死亡率也是逐步升高，然而，1990年到1997年癌症死亡率以每年0.8％的速度下降，1998年更以每年1.3％的速度下降。因此，2002年美国三个权威性医学单位提出：到2015年肿瘤发病率将下降25％，死亡率降低50％。美国对癌症的战略是"预防使癌症少发，三早使癌症易治"。

人在无病之时就要预防，不要等到有病了、病重了才去投医。这样既对身体不利，医治时又费财、费神，效果也不好，甚至会有生命危险。临床发病之前，若自觉身体某部位有不适感、且症状延续较长，可能是疾病的前兆，尚不是身体真正得病，而是介于健康与临床病中间的身体状况，也就是现代医学界的新术语"亚健康"，此时若及时发现，并进行相应的生活调整（理）或很简单的治疗就可阻断疾病的发生。

癌症看上去是在机体某一部分得病，实际上是人体的整体免疫系统的疾病。实际上，大多数人身上都不时有癌细胞出现的可能，只是没有发展成临床所说的癌症罢了。癌细胞一旦遇上合适的体内因素，如免疫力低下等，就会"乘虚而入"成为临床期的肿瘤，也就是人们所说的得了癌症。为了预防癌症，人们就必须增强自我保健意识，掌握有关癌的特点和规律、发生的病因和简要的观察诊断的方法，真正做到健康由自己维护。

做好癌症的预防，应该做到以下几个方面：

（1）不吸烟，不酗酒；

（2）保持规律的有氧锻炼；

（3）营养均衡，多吃新鲜黄绿色蔬菜与水果，低盐饮食；

（4）适量进食蛋白质、脂肪类食品；

（5）控制动物脂肪摄入量，减少乳腺癌、大肠癌发病率；

（6）少吃熏、烤、腌、泡、炸和过烫、过咸、过硬食物；

（7）改善通风条件，避免二手烟和三手烟；

（8）45 岁以上的成年吸烟者，出现胸痛、咳嗽带血等症状应及时就诊；

（9）胃痛的规律、性质改变，反复出现黑便、潜血阳性者应主动就医；

（10）大便习惯改变、变形、有粘液、带血持续两周，应主动就诊；

（11）患乙型肝炎者和乙型肝炎 5 年以上者，每 4～6 个月应主动接受甲胎蛋白和 B 超或 CT 检查 1 次；

（12）成年妇女，应坚持每 3～5 年做一次妇科防癌检查；

（13）乳房自查，每月一次，发现肿块，及时就医；

（14）加强劳动保护，预防职业肿瘤发生；

（15）多肿瘤家族者定期进行针对性检查。

认识癌症的可疑症状

要实现尽早发现早期癌症，除了具有较高的健康意识外，还须了解早期癌症的常见症状表现。最早期癌症可以没有明显症状，也可以与常见非癌症疾病的症状相似，如果有相关症状，要提高警惕，尽早请有经验的医师诊断清楚，按不同疾病进行治疗。现将早期癌症的常见症状简要介绍如下：

咳嗽或痰中带血 伤风感冒、支气管炎、肺炎等病常患咳嗽，因此，人们往往习以为常。但是，必须指出：年过 40 岁，久治不愈的咳嗽，或痰中带有血丝，或伴有胸痛，咳嗽发出高调金属音，服用消炎药和止咳药效果差者，应该想到患肺癌的可能。对长期吸烟者以及有肺癌家族史者尤其要特别重视。

吞咽困难 对多次饮食发噎、胸骨后闷胀不适、吞咽时有异物感或吞咽不适者以及逐渐加重的吞咽困难者，要警惕发生食管癌的可能，尤其是来自食管癌的高发地区（如华北的太行山地区、四川西北地区、苏北、闽粤等地）和有食管癌家族史的病人更应注意。

出血 大便中带血，伴有腹痛、下坠感、大便习惯发生改变继而出现乏力、贫血、腹部摸到肿块是结肠癌、直肠癌的信号。

黑色粪便可能是由上消化道出血引起，常见于胃溃疡或胃癌。

妇女性交后出血、绝经后阴道出血，且出血量不多，要考虑宫颈癌或子宫内膜癌的可能。

乳头有血性分泌物，同时伴有可触及的肿块，可能是乳腺导管内发生了良性肿瘤、炎症或乳腺癌。

尿血可能是由于泌尿系炎症、结石、结核病引起外，也可能是肾癌或膀胱癌的信号。

鼻涕带血或鼻出血，除了鼻腔、副鼻窦的炎症外，若出现鼻塞、抽吸性涕中带血，这可能是鼻咽癌、副鼻窦癌的信号。

肿块　人体表浅部位的肿块，常见的良性疾病有皮脂腺囊肿、脂肪瘤、淋巴结结核病、甲状腺肿、腮腺炎、慢性淋巴结炎、神经纤维瘤等，但乳腺内的肿块要与乳腺癌相鉴别；淋巴结肿大要与恶性淋巴瘤和转移癌相鉴别；甲状腺肿物要与甲状腺癌相鉴别；阴囊肿大要与睾丸肿瘤相鉴别；上腹部肿块要与肝癌、胃癌、肠癌、胰腺癌相鉴别。

另外，人体全身都分布着许多淋巴结，在耳后至肩两侧，颈部两侧，双侧锁骨上下、双侧腋下、双侧腹股沟、双腿膝盖对应后部（腘窝），若触到异常的肿物，很有可能就是肿大的淋巴结，此时就有必要及时到医院就诊，排除肿瘤的可能。

疼痛　虽然损伤、风湿病、炎症、老年退化性疾病等可以引起某部位的疼痛，若遇到服用止痛药效果不明显的疼痛，就应警惕肿瘤引起疼痛的可能。肝区疼痛、胃痛有助于发现肝癌或胃癌；骨、关节疼痛有助于发现骨肿瘤和肺癌；口腔疼痛有助于发现口、咽部恶性肿瘤；阴囊疼痛有助于发现睾丸肿瘤。癌症患者到了晚期大多数会有疼痛，最好能及时就诊，及时治疗。

声音嘶哑　发音嘶哑表示喉部声带有问题，如喉部炎症、局部劳损、良性或恶性肿瘤等。除喉癌会引起声音嘶哑外，甲状腺癌、肺癌和食管癌等也可能引起声音嘶哑。

皮肤、黏膜的慢性炎症　经久不愈的皮肤溃疡要考虑皮肤癌的可能性。慢性宫颈炎、宫颈糜烂要定期作细胞学涂片，必要时作病理切片检查，警惕宫颈癌。慢性口腔溃疡要随诊观察，警惕口腔癌。对慢性胃溃疡、萎缩性胃炎也要定期随访警惕胃癌。

大便的改变　大便次数改变，粪便形状改变，大便习惯的改变，如粪便外形变细，带脓、血、粘液，或便秘、稀便；或出现排便不净，便意频频；或出现大便几日一次或一日几次。对这样的症状要谨慎地与结肠癌或直肠癌相鉴别。

不明原因的发热　各种炎症、风湿病等可以引起发热，然而，发热也是部分癌症病人的症状之一。癌症病人发热可能由于合并感染，也可能由于癌细胞部分死亡或分泌某些物质所引起的。发热在淋巴瘤、白血病、肝癌、肺癌、肾癌病人中比较常见，尤以造血系统的肿瘤，如恶性淋巴瘤、白血病最为常见。

疲乏、虚弱或体重明显减轻 若出现不明原因的不易恢复的疲劳，同时表现出虚弱，则须高度警惕癌症问题。体重在短期内不明原因的明显下降，这可能是癌症的一个信号。如胃癌、胰腺癌、食管癌、肝癌、淋巴瘤等均可能出现这些症状。

头痛、呕吐 癌症引发的头痛多发生在早晨或晚上，常以前额、后枕部及两侧头痛明显，并常伴有呕吐，呕吐与进食无关，往往随头痛的加剧而出现。头痛、呕吐是脑瘤常见的症状，应视为头颅内肿瘤的危险信号或其他部位的肿瘤向脑内转移的征象，如肺癌、乳腺癌等。

如果发现有上述症状，不必惊慌，也不可麻痹大意，应尽早请医师检查清楚，以便针对不同疾病，进行检查和治疗。

哪些人是防癌普查的重点对象

一般来讲，所有人都应定期进行防癌普查，但对于肿瘤的高危人群则是防癌普查的重点对象。常被视为防癌普查的重点对象者主要有以下人群。

老年人 尽管肿瘤可以发生在任何年龄，但多数肿瘤发病高峰在 50 岁以后，肿瘤发病风险也随年龄增加而增大。65 岁的老年人患肿瘤的机会是 25 岁年轻人的 50 多倍。50 岁以上的老年人中，1/10 到 1/5 的疾病是肿瘤。因此，50 岁以上的老年人及"准老年人"应视为肿瘤高危人群。

接触致癌物质的人群　这一方面是指职业病引发的肿瘤，如放射线工作者、铀矿及核反应堆工作人员、石棉厂工人、印染厂工人等。另一方面，生活中长期接触苯及其衍生物的人，长期染发的人，长期进食熏、烧烤、腌制食物的人，长期吸烟或被动吸烟者，长期使用抗肿瘤药物者，以及感染特殊病毒（如 EB 病毒、HTLV－I 型病毒、肝炎病毒）者都是容易发生肿瘤的人群。

遗传基因造成的高危人群　肿瘤是个体遗传基因错乱与环境中致癌物质相互作用的结果。某些肿瘤有家族聚集性和遗传易感性，就是说有肿瘤家族史的人比一般人患肿瘤的几率要高。如家族性结肠多发性腺瘤病的患者在 40 岁左右几乎 100％患结肠癌；遗传性非息肉性大肠癌，乳腺癌等也都有较为明显的遗传倾向。

治疗后的肿瘤患者　肿瘤患者中相当一部分患者有可能患第二种癌、医学称为"二重癌"。肿瘤患者除了已确诊的癌症外，身上还可能存在其他的癌前病变不断恶变出新的病灶。另外，肿瘤患者使用的抗肿瘤药物、免疫抑制剂等，也会引发患者新发的第二肿瘤。因此，肿瘤患者治疗后要定期复查随访，以便早期发现新的病灶或第二肿瘤。

有癌前病变的患者 肿瘤发病之前，可能发生某种良性疾病，最终在致癌因素作用下演变为恶性肿瘤。这些癌症的前期病变医学上称之为癌前病变，如黏膜白斑病、皮肤慢性溃疡、瘘管、增殖性瘢痕（特别是化学药物烧伤引起的瘢痕）、萎缩性胃炎和肠上皮化生、直肠多发性息肉、皮肤角化症（特别是大小鱼际处的手掌角化症）、乳腺囊性小叶增生、宫颈糜烂、宫颈息肉、肝硬化。了解和防治这些癌前病变非常重要，如果发现癌前病变，应加强体检和提早治疗，以及时制止癌前病变的发展。

定期检查对防癌有什么重要意义

预防癌症发生的方法很多，但最重要、最容易做到的是每年定期接受肿瘤专科医师的检查。

坚持定期检查的重要意义在于可以早期发现某些癌症，使之早期得到治疗。因早期癌绝大多数治愈率在90％以上，尽管人们对预防癌症有各种不同的看法，但预防的潜力是巨大的。国外有些医学科学家曾建议，要把医学研究的重点从治疗转向预防，这与我国的"治未病"的观点是不谋而合的。

预防癌症的最佳方法是普及癌症知识，使人们自己掌握一些预防癌症的办法。如果能够做到这一点，30％的癌症就可以预防。定期接受防癌检查，对大多数人来说，即使当时没有癌症的表现，也可在查体中学会自我检查癌症的方法，学到防癌的知识，增强防癌意识，消除恐癌心理，保持良好的精神状态。

查体时，只要向医师诉说体内某些部位的报警信号，就可通过详细的检查手段分辨是否患有癌症，此时发现的癌症获得治愈的希望是很大的。如果不定期接受防癌检查，不熟悉癌症发生的信号，则有可能让癌症得以在体内潜隐发展，在一定的时候终将对身体产生破坏而危及健康和生命。

通过大面积大规模普查，不但可以发现早期癌症患者使其预后明显改观，更重要的是可以发现和及时治疗所谓癌前病变，使癌症发病率明显下降。如果只以发现几个早期癌症患者为目的，那么，兴师动众地大搞普查，最后可能会成为代价高、任务重而收效甚微的工作，当然，普查的重点应放在"高危"人群中进行。

随着人们健康意识的不断增强，不少单位和个人每年都进行健康体检，这是一项切实可行的办法。不管将来会有多么先进的手段发现早期癌，但人们的观念跟不上也是不行的。首先人们得认识到，定期到医院做体检是很必要的。18岁以上的成年人就应不定期到医院体检，30岁以上的成年人必须每年进行健康体检，发现病情及早治疗，以防患于未然。

发达国家推荐的防癌检查

美国癌症协会（ACS）推荐 20 岁以上人群应定期进行防癌体检。在欧美国家，对于民众的防癌体检非常强调"完整体检"，所谓完整的防癌体检应包括全面健康咨询，然后根据受检者的性别、年龄、患病情况、生活习惯和嗜好、工作特点、生活环境状况、当前身体情况以及家庭特点等选择相应的有针对性的个体化的体检手段。

美国癌症协会推荐防癌检查的方法：

（1）乙状结肠镜检查：50 岁以上者，不论男女，应每隔 5 年做一次乙状结肠镜检查。

（2）结肠镜检查：50 岁以上者，不论男女，应每隔 10 年做一次结肠镜检查。

（3）大便潜血试验及免疫化学试验：50 岁以上者，不论男女，应每年做一次大便潜血试验及免疫化学试验。

（4）乳腺 X 线摄影：40 岁以上的妇女，应每年做一次乳腺摄影。

（5）乳腺体检：20～30 岁妇女，应每 3 年由医师做一次乳腺体检，40 岁以后则每年检查一次。

（6）乳腺自我检查：应每月做一次。

（7）宫颈刮片细胞学检查：20 岁以上的已婚妇女或 20 岁以下的已有性行为的女性，应每年做一次刮片检查。三次阴性后，改为每 2～3 年做一次检查。对 35 岁以上有患宫体癌危险的妇女还应做子宫内膜活检。

不推荐胸部 X 光照片用于防癌体检

2005 年 12 月 21 日，美国国家癌症研究所（NCI）发表了一个用胸部 X 光照片检查筛查肺癌的试验研究报告。研究结果提示：用胸部 X 光照片筛查肺癌，虽然可发现一些早期肺癌，但是也会产生许多假阳性的检查结果，造成了不必要的额外检查。且进一步的分析显示，胸部 X 光照片并没有被证实可以降低肺癌患者的死亡率。因此，美国国家癌症研究所（NCI）不推荐将胸部 X 光照片检查用于防癌体检。

2008 年的最新研究表明，胸部 CT 筛查可提高早期肺癌的检出率，并可以降低肺癌患者的死亡率，但风险评估尚在研究之中。因此，美国国家肿瘤协会（NCCN）鼓励具有肺癌高风险的人群积极参加用胸部 CT 筛查早期肺癌的临床研究。

一年一次的检查，就可以高枕无忧了吗

癌的种类不一，很多源自上皮的癌症，如宫颈癌等，从 1 个癌细胞发展到原位癌的时间很长，约有 10 年时间，只要进行相关防癌普查，就有可能得到及时治疗。而有些癌发展很快，如小细胞肺癌、肠癌、卵巢癌等。以肠癌为例，上一年体检可能还未发现，半年之后癌细胞就有可能占据肠腔一半。所以除了一年一次的体检，平时应该对身体的一些不明原因的不舒服的症状也要提高警惕，有问题不要拖延，及时检查。

X 射线、CT 检查的致癌风险如何

英国研究人员发表最新研究报告称，医院常用来诊断疾病的 X 射线扫描、CT 检查可能是导致一部分人患癌症的原因。确实，X 射线、CT 检查中的辐射射线可能对人体有害已经成为不争的事实。长期以来，科学家们更关心的问题是，做这样的医学检查对人体的危害到底有多大。

假设一个肋骨骨折的病人，在就诊过程中做了 6 次检查，那么他又将面临多大的致癌风险？拍摄一张 X 射线胸片，当射线在检查区域曝光时其曝光率约为 160 豪西弗特/小时（豪西弗特为计量辐射度的单位），约合 0.045 毫西弗特/秒。拍摄一张胸片大约需要 0.5 秒，这就意味着患者要承受约为 0.023 毫西弗特的辐射量。根据国际放射防护委员会制定的标准，辐射总危险度为 0.0165/西弗特，也就是说，身体每接受 1 西弗特（1 西弗特＝1000 毫西弗特）的辐射剂量，就会增加 0.0165 的致癌几率。以此推算，一个肋骨骨折的病人将增加约为 3.8/10000000 的致癌危险。

对其他医学检查来说，一般四肢做一次 X 射线检查要接受的辐射量为 0.01 毫西弗特，腹部为 0.54 毫西弗特，骨盆为 0.66 毫西弗特，腰椎为 1.4 毫西弗特，上消化道为 2.55 毫西弗特。以此推算，因为医学检查导致健康人群患癌的风险在千万分之一到十万分之一之间。

根据美国国立科学委员会在 1988 年的报告，如果人体受到 1Gy 剂量的高能量辐射线照射，产生血癌的风险是几乎没有，而受低能量辐射线之诊断用 X 光照射（一张胸部 X 光只有约万分之一 Gy）所造成的癌的发生更是微乎其微。这样的致癌机会如果跟其他的致癌因素相比，如吸烟引起的肺癌，实在是小巫见大巫。

X 射线和 CT 检查成像，从最初的胶片投影、后来的计算机成像，现已经走向最为时尚的数字时代。现代的 X 射线、CT 检查机崇尚灵敏的数字化接收器。敏感的接收器和飞速提高的成像速度，对患者来说就意味着更少的辐射、更安全的检查。人们不必因为辐射而拒绝必要的 X 射线和 CT 检查。

癌症的三级预防

癌症预防的最终目的，就是降低癌症的发生率和死亡率。为了达到这一目的，WHO 提出了癌症的三级预防措施。

一级预防 又称病因预防。其目标是防止癌症的发生。其任务包括研究各种癌症病因和危险因素，针对化学、物理、生物等具体致癌、促癌因素和体内外致病条件，采取预防措施。针对健康群体，采取加强环境保护、适宜饮食、适宜体育锻炼，以增进身心健康。对个人，着重于"防患于未然"时期。具体到每一个人来讲，首先要远离各种致癌因素，尽量减少各种不必要的放射线物质的接触。注意并尽量减少摄入各种致癌化学物质，如减少或避免食用下列食物：含有黄曲霉素的霉变花生、玉米、大米等；含有苯并芘的油炸、烟熏食品；含有亚硝胺的咸鱼、咸肉、咸菜。尽量减少使用各种农药、化妆品和洗涤用品等。其次要养成良好的生活习惯，不吸烟，少饮酒。多食用含有维生素的食物和蔬菜。保持稳定、乐观的情绪，培养良好的心理状态，培养健全的人格，创造和谐的人际关系，提高社会适应能力，从而提高机体的防癌抗癌能力。一级预防是最有效、最节约、痛苦最少的措施，每一个人都应该高度重视。

二级预防　提倡肿瘤诊治的"三早"。第二级预防是对癌症的早发现、早诊断、早治疗。利用早期发现、早期诊断和早期治疗的有效手段来提高癌症的治愈率，减少癌症病人的死亡。它在癌症的防治过程中具有举足轻重的地位和作用。建议在平时生活中除注意癌症的一级预防外，还应注意身体的一些不适变化和定期体检，以争取尽可能早地发现和诊断已发生的癌症，为及早施行规范的"根治性"治疗创造条件。

三级预防　又称为临床预防或康复预防。其目标是防止病情恶化，防止残疾。其任务是采取多学科综合诊断和治疗，正确选择合理甚至最佳诊疗方案，以尽可能地控制癌症，尽力恢复功能，促进康复，延年益寿，提高生活质量，进而重返社会。

最关键、最重要的是一级预防　在三级预防中，最关键、最重要的是一级预防。如果做好一级预防，减少癌症发生，甚至是不发生癌症，那么以后许多的花费和痛苦都将不会发生。要真正做到这一点确实不易，但是随着科学技术的发展和人们对癌症知识的进一步了解，全社会的防癌抗癌工作肯定会做得越来越好。另外，也要提醒那些因过去未注意而不幸患病的朋友："亡羊补牢，为时未晚。"

战胜癌症的法宝——三早

在谈癌色变的今天，我们可以肯定地告诉大家：癌症是可以治疗的，早期发现还可以治愈。要战胜癌症就需要科学地对待癌症和积极地治疗癌症，正确地寻医问药，才能事半功倍，取得最好的疗效。对于恶性肿瘤的治疗，要获得最好的疗效，关键是争取三早，即早发现、早诊断、早治疗。

早发现——警觉身体的异常

就是在癌症刚刚出现、甚至还没有癌块出现、刚有出现的一点点先兆时，就发现它，认识它，通过检查蛛丝马迹发现癌症，进而采取各种措施，把癌症消灭在萌芽中。

早诊断——定期体检是防癌的关键

发现有异常的地方，就立即到医院就诊，通过各种先进的方法和手段识别癌症，认清健康杀手的真面貌，为进一步的治疗提供准确真实的依据。

早治疗——积极就医

是治癌较关键的一步，癌症即使早已发现，并做了正确的诊断，如果错过治疗的时机，听任其发展，那么晚期的治疗效果就会不尽如人意。

癌症早期，癌症范围小，对身体损害小，机体抵抗力强，治疗效果也好。晚期癌症范围广，机体功能受损害大，抵抗力差，对各种治疗要么不能耐受，要么疗效不佳，预后差。例如，乳腺癌早期发现及时治疗，5 年生存率达 90％以上，而中晚期仅 50％左右。胃癌、食道癌、宫颈癌早期诊治，5 年生存率达 90％以上。我国上海通过三早防癌，可使号称"癌王"的原发性肝癌 5 年生存率提高到 70％左右，而晚期病人存活难以超过半年。

三早不仅使生存率大大提高，也使治疗的创伤和痛苦减少，生活质量明显提高，费用降低。以直肠癌为例，早期可采用保肛手术加化疗而保留肛门，不改变病人的排便方式，而晚期需行肛门切除，造瘘手术，不仅给病人生活带来不便，更给病人心理造成极大的影响。

警惕突发的"老来瘦"

很多老年人以瘦为健康，认为"千金难买老来瘦"。许多老年人不明原因的突然消瘦，常常不被本人重视。但在我们临床医生看来，"老来瘦"未必就是好事，特别是一些突发性、不明原因的"老来瘦"可能就是恶性病变的征兆。

恶性肿瘤是一种慢性消耗性的疾病，癌细胞在生长过程中所需要的能量和营养物质要比机体正常组织所消耗的多。肿瘤的消耗随着肿瘤长大而逐日增加，另外，肿瘤合并发热、出血等症状，加上肿瘤毒素刺激，经常会影响肿瘤患者的食欲，导致消化吸收功能不良，机体代谢紊乱，使营养的摄入明显不足，结果造成营养不良。营养不良又加重机体各器官功能的减退，损害正常组织功能，使生理功能发生紊乱，脂肪、蛋白质等营养物质入不敷出，机体能量储备也入不敷出，从而使病人严重消瘦。

老年人是肿瘤好发的人群，60岁以上是癌症的高危年龄。在日常起居生活条件恒定和饮食不变的情况下，如发现老人体重呈现进行性下降且伴有发热、食欲不振、面色苍白、倦怠无力、出虚汗、便秘、腹泻、精神异常或出现肿块疼痛时，千万不可听之任之，一定要到医院查明消瘦的原因，以防潜伏着的恶性病变。除了肿瘤之外，老人的突然性消瘦还可能是糖尿病、甲亢、结核、慢性肝炎或肾上腺皮质功能减退等所导致。

防癌在于"自我"

防癌的核心是自我保健。自我保健的核心是强调在维护身体健康过程中，要主动地了解与学习保健防癌知识，了解肿瘤的病因、防癌要素以及早期发现和诊断的小技巧；积极地应用相关知识，提高自我保健意识；积极做好情绪的调控，尽量做到保持乐观的生活态度和心态平衡，反对把维护健康的责任完全交给医生。防癌自我保健主要包括以下 6 方面：

（1）预防致癌物对机体的侵入。

（2）改变不良行为，减少自己制造的危险因素，是保护机体的免疫能力、预防癌症发生的重要一环。

（3）坚持适度的身体锻炼，增进机体的免疫力。

（4）坚持合理的饮食习惯，避免和减少致癌物质的摄入。

（5）保持心理健康是维护机体抗癌免疫力的重要方面。

（6）提高警惕，加强自我检查。

（7）发现"蛛丝马迹"要马上找专家。

年轻人也要防癌

人们普遍以为，中老年人才会和肿瘤打交道。而事实上，各类癌症已开始向年轻人侵袭。临床上常常可见到只有十几岁的肺癌患者，乳腺癌患者年龄提前到了 20 来岁，宫颈癌也提早到了 20 多岁。在肿瘤门诊中，经常碰到几岁甚至是几个月大的孩子，而患早期胃癌的年轻人也屡屡出现。一份关于直肠癌的调查显示，年龄小于 30 岁的患者所占比例，已由 10 年前的 8％上升到目前的 15.5％，年龄低于 20 岁的直肠癌患者由原来的 1％上升到 6％。

对于肿瘤的治疗，我们从事肿瘤防治工作的医务人员常常感受到，希望不仅停留在救治肿瘤病人，更期望广大民众特别是年轻人可以树立预防癌症的观念，在"防"字上下功夫。在年轻人中其实存在着很多不良生活习惯，比如吸烟、酗酒、偏食、食用过多的油腻食物、喜食熏烤煎炸类食品，粗纤维和维生素摄入严重不足、生活不规律、心理压力过重等都与癌症的发病密切相关。我们常常呼吁，没有时间、工作忙碌不应再成为年轻人忽视健康的借口，关爱自己、将肿瘤预防于未发阶段至关重要。希望更多的年轻人能够加入到预防肿瘤的行列中来。

对于当前肿瘤年轻化的现状，我们建议：年轻人也应该注意身体的定期检查，并注意健康的"三大基石"——即平衡饮食、精神放松和体育锻炼。

平衡饮食：即减少对脂肪含量过高、煎炸、熏烤类食物的进食，多吃新鲜的蔬菜水果，以全谷物、豆类食品为主的饮食代替高热量的白米、蛋糕等，合理进行荤素食物的搭配，并不推荐纯素食。

精神放松：即尽量做到劳逸结合，心态平衡。充分了解自己的能力，对生活的目标切合实际，保持完整的个性，不断学习，学而不厌，适度地表达自己的情绪，保持良好的人际关系，与外界环境保持接触，以便更好地适应环境，并学会向别人倾诉。

体育锻炼：即至少保持每日 30 分钟到 1 小时的锻炼时间。不一定要抽出专门的时间运动，将坐电梯改为走楼梯，出门到公交车站尽量保持快走，把看电视、用电脑的时间分出一些来活动一下，做做家务也都是不错的"一举两得"方法。

第六章

患了癌症怎么办

在癌症的治疗过程中选择适合的治疗方法十分重要，如果治疗方法选择不当，不仅会贻误早期治疗的宝贵时机，而且会增加痛苦和加重经济负担。目前，手术、放疗、化疗、生物治疗和中医疗法是可供选择的治疗癌症的几种主要有效方法，但也各有所长，患者对此应有一个正确的认识。

癌症并不可怕

目前，尚有不少人以为："癌症治不好，治好的不是癌症"，"癌症是绝症"。其实不然，世界卫生组织顾问委员会在 1981 年根据当时的科学技术水平就明确提出：1/3 的癌症是可以预防的；1/3 的癌症如能早期发现、早期诊断是可以治愈的；另 1/3 的癌症病人，经过治疗是可以减轻痛苦、延长生命的。如今已经进入新的年代，治疗癌症的科学技术水平比 1981 年又有了很大进步。能治愈的癌症病人比例已超过 1/3。在广西桂林、河池、南宁等城市的抗癌乐园、抗癌俱乐部里，经常来参加活动的抗癌明星中有许多是接受治疗后已生活、工作了 20～30 年的"抗癌老战士"，现在他们身体健康，精神抖擞，唱歌、爬山、工作、社交等活动中活力不减当年。中国医学科学院肿瘤医院曾对全部收治的病人（包括外科、内科、妇科和放射治疗科的早、中、晚期患者）进行统计，分析这些患者在治疗后 5 年的生存率。统计结果显示：60 年代的 5 年生存率是 35.9%，70 年代是 42%，80 年代是 52.8%，90 年代结果目前尚未出来，应该会更好，至少不会低于 80 年代。

在我国各地的癌症高发区中通过初筛普查发现了不少早期癌症病人，这些患者经过正规治疗后，他们的 5 年生存率很高：例如胃癌的 5 年生存率是 90％，食管癌的是 90％～95％，肺癌达到 80％，肝癌达到 70％，无淋巴结转移的一组大肠癌治后 5 年生存率达 68％，而早期乳腺癌达到 85％～90％。癌症治疗效果的逐年改善，除了发现早期病人的因素以外，医师治疗经验的积累和技术改进，诊断水平提高和治疗设备改进，新的治癌药物的使用，适当地开展有计划的综合治疗，癌症病人的良好配合等都是重要因素。

由此可见，随着癌症治愈率的逐渐提高，被治愈的癌症患者越来越多。所以患了癌症请不要悲观，不必过于恐惧，只要到专科医院接受经医学证实的规范化的治疗，癌症的"治愈"并非遥不可及。

不幸患了癌症应如何应对

患上癌症，当然是人生的一大不幸。但只要面对现实，不怨天尤人悲泣度日，只要正视疾病，规范治疗，就有可能设法战胜它。有人把患了癌症比作在荒郊野外，赤手空拳遇到一群狼，它们张开大口要吃掉你，你是畏缩一团坐以待毙，还是奋力抵抗呢？奋力拼搏就能有一线生的希望，规范治疗就有希望抓住战胜癌症的机会。

振奋精神，顽强拼搏

癌症虽然不是绝症，但它是威胁人类生命的大敌。特别是在目前尚未查出明确病因，尚未生产出特效药的情况下，病人必须振奋精神，靠顽强的毅力长期与癌症作有效的斗争。患病后切忌怨天尤人，要自强不息。要尽量做到生活自理（如就医、服药、吃饭、个人卫生等等），不给家人添麻烦；对肢体不全或面部破相的患者，不能自卑，应到社会中，到公共场所中展现自己的精神风貌和抗病能力；对于功名利禄应不屑一顾，当作过眼烟云，俗话说得好："难得糊涂"，遇事应能屈能伸，当当阿Q也不是坏事；生活上可随和一些，但在抗癌治疗上应更加坚强。要用自己的新生，谱写出新的人生篇章。

配合医生，科学治疗

在癌症的治疗过程中选择适合的治疗方法十分重要，如果治疗方法选择不当，不仅会贻误早期治疗的宝贵时机，而且还会增加痛苦和加重经济负担。目前，手术、放疗、化疗、生物治疗和中医疗法是可供选择的治疗癌症的几种主要有效方法，但也各有所长，患者对此应有一个正确的认识。早期癌症，病变范围小，病人一般体质还好，这时要当机立断，迅速采取有效治疗措施，包括手术根治性切除或根治性放射治疗和化学药物治疗等，如果贻误时机，则后患无穷。目前，中医治疗肿瘤的意义在于"扶正，祛邪"，扶正固本为主的辅助治疗。所谓辅助治疗，就是抗癌与扶正固本兼顾的治疗原则，以其调整机体脏腑功能，提高免疫力，增强体质，改善症状，减轻放疗、化疗的副作用和手术后的并发症。但如果期望仅靠中医中药来彻底消灭肿瘤，未免有点不切实际。

尽管民间有说"偏方、验方，气死名医"，但到目前为止，关于民间偏、验方治疗癌瘤，多为别有用心的谣传。即便是列举了一两个为证的"病例"，常常不是虚构，就是并非功在"偏方"。其实，各大医院均有一些治疗效果非常好，甚至可称为"治愈"的晚期癌症的病案。为何大家都不以此为例来宣称具有"治愈"癌症的水平和能力？因为仅能见到个别治愈病人，还没有发现普遍规律，并不能代表其疗法确切有效，尚不能排除是患者的机体发生了某些特殊的变化而"自愈"所致。也就是说，同样的肿瘤，用同样自身调理的偏方治疗，绝大部分病人并不能重复出现个别病人的疗效。相反，往往见到不少病人由于过分地相信偏方，拒绝规范治疗方法，以致延误病情，丧失了根治的机会。

患病之后切忌"病急乱投医"，尤其对某些成分不明的所谓"灵丹妙药专治癌症"，更应提高警惕，防止中毒。不然不但不能治病，反而会产生不良的后果。肿瘤病人还是应以规范治疗为主，综合方案为好。如果有朋友介绍什么偏方、验方，应请教肿瘤专科的医生后再斟酌是否服用。我们建议，在癌症的治疗方面患者应注意走出认识的误区，根据自己的情况，选择适合自己病情特点的专科进行治疗。

加强锻炼，增强体质

加强适度锻炼是健身、治病、养病最好的方法。适量运动、科学运动，这样既不超出人体的适应范围，又可增强体质。气功、太极拳、瑜伽和步行等锻炼，就是比较理想的锻炼方式。提倡这些活动和锻炼在空气新鲜的树林、公园小道或青山秀水旁进行。对于癌症患者，我们提倡"群体抗癌，实行自救互助"的模式：大家在锻炼之余可进行言语交流的"话疗"，共同交流抗癌收获，交流治疗方法，交流饮食经验（如哪些食物有抗癌作用，对哪些癌种有特效等）；还可互相督促、鼓励，帮助消除抗癌路上的消极因素，保持积极的抗癌意识。

增加营养，提高抗癌能力

常言道："食大压病"，大量摄取营养，有些病可不治自愈。特别是对症吃些抗癌食品，更能有助治疗癌症。在日常医疗工作中，常有肿瘤病人及家属问我们："得了癌症能不能吃鸡?""能不能吃鱼?""能不能吃海味?"因为社会上很多传说认为鸡、鱼和海味之类食品是所谓"发物",病人吃了会使肿瘤发展增大。我们的回答:这种传说是没有任何科学根据的。

所谓"发物",应当是指一些能引起过敏性疾病的致敏物或者是会引起疾病再发的食物,如有人吃了蟹、虾等,会发生荨麻疹,这是个别人对某种高蛋白质食物过敏反应所引起的。至于癌症,至今世界各地均尚未发现与"发物"有必然的联系。相反,肿瘤是一种慢性消耗性疾病,由于癌细胞异常而迅速的增殖,以及癌瘤对人体组织的破坏,致使患者营养消耗增多。因此,癌症患者对于各种营养素的需要量较正常人为高。现已证明:人和动物营养不足,长期摄入低蛋白质、低维生素以及缺乏各种微量元素的饮食,会使机体的免疫功能下降,增加某些组织发生肿瘤的机会或有可能使癌症病情加重。例如,缺乏维生素 A 的动物,容易被化学致癌物质诱发肿瘤,而维生素 C、E 则有抑制某些肿瘤形成的作用。癌症病人,由于癌细胞对机体的损害,可导致生理功能的紊乱;由于肿瘤毒素的作用,会引起机体代谢的改变。加上必要的治疗如放疗、化疗的副反应,或手术对机体的创伤,患者往往食欲下降。因此,癌症病人都有不同程度的营养障碍,导致日益消瘦。如果再盲目地把许多对身体必需的营养物质视为

"发物"，想吃而又不敢吃，势必加重病人的营养不良，使机体抵抗力大大下降，这不仅极易发生各种并发症，而且也妨碍放疗、化疗或手术的进行，直接影响疗效与康复。因此，营养疗法（包括摄入蛋白质、碳水化合物、维生素、矿物质和微量元素等）已成为整个癌症治疗计划中的一个主要组成部分，为提高肿瘤的疗效提供了一种新的希望。

需要后勤，以助养病

任何病都是三分治、七分养。养病的要点是心情舒畅、营养跟上。养好病需要有个好家庭、好后勤。后勤人员（妻子，丈夫，儿女以及兄弟姐妹等）护理照料一定要做到遇事不烦，全心全意。从精神上到生活上应设身处地地照料自己的亲人患者。这是病人战胜疾病的催化剂、加油站。否则，任何感情冲突都会使病人渐渐好转的病情突然恶化，甚至造成不可挽回的结局。好后勤应多学一些护理知识、多学一点烹饪技能；要善于引导、疏导病人，让他们长期处于心情舒畅、温馨的环境之中。

癌症患者要继续做生命的强者，振奋精神，努力拼搏，一改过去不良的生活习惯及饮食结构，配合医生战胜癌症。回归社会、回报社会，重振雄风，再次实现自己人生的价值。

健康心理让你远离癌症

学会心理自我调节　癌症病人的心理自我调节，对提高他们的抗癌自信心和生活质量将起到积极作用。调节方法有：

尽可能地从事些力所能及的工作或打太极拳、练气功、散步等体育锻炼活动以及做家务、看电视节目、听广播、与人聊天等，会使心境自然随之轻松愉快些。

要敢于面对现实。多了解自己周围那些患癌后长期生存的"癌寿星"生活经验，多看鼓励人们与疾病及厄运抗争的科普读物，就能不断为自己加油鼓励，增强精神上的安全感。

要清楚地意识到长期极度的忧虑会扰乱心理平衡，导致严重失眠，影响正常的食欲，引起体内生理功能和能量代谢紊乱。只要您乐观地对待现实，保持健康的良好心理状态，定能获得巨大的力量和勇气，战胜悲观失望的"自我"，对促进康复和提高生活质量是有益的。

过去就让它成为过去，不必无限懊悔，对未来则热切期望，切莫愁肠寸断。心理上的平衡，能让您产生无穷的抗癌活力，因此，我们希望不幸患癌的朋友们珍惜自己的心理健康。

肿瘤患者健康的心理要求　①要有求生意志；②保持乐观情绪；③具有斗争精神。健康的心理能使癌症往好的方向转化。心理治疗是肿瘤治疗的一个手段，肿瘤的心理治疗形式有：

（1）个别心理治疗。对肿瘤患者个别谈心和疏导，这种"一把钥匙开一把锁"的形式是最传统、最有效的心理治疗形式。

（2）家庭的支持。是肿瘤患者战胜疾病的最大动力之一，不仅有助于解除病人的不良心理反应，也能解除家人的焦虑和忧郁。

（3）集体心理治疗。把病人集中起来讲课，也可把病人组织起来相互交流，使病人对治疗充满信心，置身于欢乐融洽、互帮互助的大家庭中。

心理治疗的操作方法有很多，如认识治疗法、鼓舞激励法、情感交流法、现身说教法、放松治疗法、想象疗法等，可根据病友各自的情况选用1～2种疗法进行治疗。

了解常见的癌症特点及预防

不同的癌症具有不同地区性发病分布特点、不同的好发群体、不同的致病因素、不同临床表现、不同的检查和诊断方法以及不同的预防要点。下面就我国常见癌症的特点及防癌要点作一简要介绍。

鼻咽癌

　　鼻咽癌是目前不需要手术，仅用放疗和化疗就可使大多数患者得以"治愈"的癌症之一。鼻咽癌病人虽然见于五大洲的许多国家和地区，但世界大部分地区的发生率较低，一般在 1/10 万以下。鼻咽癌的发病率以中国的南方较高，如广西、广东、湖南等省（区），特别是广西的梧州和广东的肇庆、佛山等地较高。鼻咽癌发病率为 30/10 万～50/10 万。就全国而言，鼻咽癌的发病率由南到北逐渐降低，如最北方的发病率不高于 2/10 万～3/10 万。

　　鼻咽癌有明显的种族差异，好发于黄种人（如中国、印度尼西亚、马来西亚、泰国、越南、菲律宾等国家人口），白种人少见。世界上有些地区鼻咽癌的发病率与移居的种族有关，国外报告鼻咽癌多数病例是华侨。侨居泰国的中国人、中泰混血儿和泰国人的鼻咽癌患病率的比例为 3.4∶2.2∶1。

鼻咽癌的特点
发生鼻咽部的恶性肿瘤——鼻咽癌有以下几个特点：
（1）好发于黄种人。

（2）中国南方多见，由南向北逐渐减少。

（3）男多于女，为2～3∶1。

（4）儿童少见，随年龄增长增加，20～40岁突然增多，40～60岁达到高峰，后渐减少。

（5）其死亡率在恶性肿瘤中占第八位。

（6）治愈率高，约一半病人通过合理治疗可治愈。

致癌因素

EB病毒感染 目前流行病学调查发现，鼻咽癌与EB病毒感染有关，在中国南方鼻咽癌高发地区，EB病毒感染率也高，且感染年龄偏早。

环境与饮食因素 调查发现，在鼻咽癌高发区——东南亚，特别是中国南方地区的大米、水中镍含量较高，而且这些地区多食用咸鱼、腌制食物也可能与鼻咽癌有关。

遗传因素 鼻咽癌有种族及家族聚集现象，就是某种族或家族特别容易发病。鼻咽癌病人较多、集中。像黄种人，特别是中国广西、广东人易发病，在南方有的家族中可有多人发病。

预警信号

鼻衄或涕血 这是鼻咽癌重要的初发症状。开始发病时约有1/4的病人出现该症状，在已确诊的病人中出现率约 74％。病人常在早晨起床后从鼻后部抽吸出带血的鼻涕，重的病人可出现鼻出血。

耳鸣、听力减退 单侧耳鸣或听力减退、耳内闭塞感是早期鼻咽癌症状之一，是肿瘤浸润、压迫咽鼓管所致。

鼻塞 肿瘤侵犯鼻腔后所致，初发的病人中有 15.9％有此症状。

头痛 初发时 26.9％有此症状，多发生在头顶和两侧。常为单侧持续性疼痛。可能是肿瘤生长增大、侵犯颅底、损害神经导致的。

颈部肿块 鼻咽癌早期即可发生颈部淋巴结转移而出现颈部肿块，在初发病人中发生率高达 36.5％。

面麻、复视 面部皮肤麻木感，痛觉和触觉减退或消失。复视即看东西时呈双影，分别是由于肿瘤侵犯三叉神经分支和支配眼部的神经所致。

检查方法

根据情况进行鼻咽镜检查、鼻咽 CT、腹部 B 超、骨扫描、查 EB 病毒抗体等来进一步明确鼻咽癌诊断，了解其侵犯范围，有无远处转移，从而了解病人的目前情况，指导下一步治疗。

血液检查 80％以上的鼻咽癌病人的血清中含有 EB 病毒抗体，因此，血液学检查可以作为鼻咽癌早期筛查的一种方法。

防癌要点

注意食物 日常生活中应少吃或不吃咸鱼及腌制食物，多吃新鲜蔬菜、水果等。

学知识 对鼻咽癌来说，最重要的就是要掌握一些鼻咽癌的基本知识，提高警惕，争取早发现、早诊断、早治疗，以提高治愈率。

食管癌

食管癌是发生在食管上皮组织的恶性肿瘤，占所有恶性肿瘤的 2%。我国是食管癌高发区，发病率仅次于胃癌，位居第二位，发病年龄多在 40 岁以上，男性多于女性。但近年来 40 岁以下发病者有增长趋势。食管癌的发生与亚硝胺慢性刺激、炎症与创伤、遗传因素以及饮水、粮食和蔬菜中的微量元素含量有关。但确切原因不甚明了，有待研究探讨。

致癌因素

亚硝胺类化合物可引发动物和人胎儿的食管上皮癌。在高发区河南林州市的酸菜、保管不好的粮食中亚硝胺的含量比低发区高，这些物质对人体而言为致癌物，可引发食管癌。科研人员还在国内食管癌的高发区发现一些家庭中的粗制鱼露、卤菜、陈萝卜干、陈玉米面、陈大米、酸菜、一些霉变的食物中也含有一定量的亚硝胺。

霉菌从食道癌高发的林州市的粮食中分离出的串珠镰刀菌（霉菌）和互隔交链孢霉及其毒素有引发食管癌的作用，并能促进食物中亚硝胺的合成。在高发区居民家里霉变食物中，还分离出白地霉、黄曲霉等，均能诱发动物肿瘤。

新鲜蔬菜、水果和动物类食物进食不足，会造成某些营养素（包括某些维生素和微量元素）的不足。而缺乏维生素 A、C、E、核黄素、胡萝卜素及微量元素硒、钼、锌等，会减弱身体内的防病抗癌能力。

家族聚集性 食管癌在我国的高发区存在明显的家族聚集性，经过研究后证明遗传易感性在发病中也起重要作用。因此认为食管癌是由环境因素和遗传因素共同引发的疾病。

不良饮食习惯 食物较粗、硬，饮食的进口温度太烫，进食速度太快，对食管黏膜可能产生损伤。不注意口腔卫生可能引起食管炎症，是发生食管癌的诱因。

预警信号

早期食管癌的症状轻微，时隐时现，不经治疗短期内可以自动消失，因而往往被病人和医师忽略。早期病人的症状有以下几种：①咽食物时有哽噎感，且哽噎感的次数和程度逐渐增加。②下咽时食管有疼痛或胸骨后疼痛，疼痛可以是烧灼感、针刺感、牵拉感或摩擦感。这种情况反复发生。有时疼痛发生在上腹部。③食管内有异物感，好似有食物贴附在食管壁上，咽不下去。④食物通过缓慢并有滞留感。⑤咽喉部干燥和紧缩感。⑥胸骨后有闷胀感。⑦声音嘶哑。

进行性吞咽困难　是中晚期食管癌的典型症状，吞咽困难逐渐加重，从不能吃普通饭发展到不能吃软饭或面条，继而连稀饭或清水也喝不下。

病人消瘦乏力，呈恶液质　此症状的发展速度随癌症类型的不同而相差很大，如食管局部合并感染、饮食不调或疲劳过度，可使吞咽困难症状加重。往往经消炎、短期禁食或输液后症状会明显好转，所以不能单纯从吞咽困难的程度轻重来衡量癌症病期的早晚。

淋巴结肿大　吞咽困难的病人如果发现锁骨上区有肿大淋巴结，便要考虑可能是食管癌的锁骨上淋巴结转移癌。

检查方法

X线食管造影检查　如常规吞钡检查往往无法发现早

期癌，必须耐心细致地作吞钡下的食管黏膜检查，力求发现黏膜上的细微变化；这是一项实用的方法，常用这方法来确定食管癌的部位和大小、食管癌的 X 线影像类型及病期的早晚。

食管拉网细胞学检查　此法是发现早期食管癌的重要方法，可以发现 X 片上看不到的食管癌；在食管癌的高发区常用它来初筛普查食管癌，筛查的阳性率可高达 60%～80%。

食管镜检查　是发现原位癌、早期癌的常规检查方法，不但可以直接看到食管内癌瘤的具体情况，确定癌瘤的部位，又可在可疑癌的地方咬取活体组织作病理学的检查。必要时可作食管黏膜染色，有助于发现异常的黏膜，并在该处取活体组织做病理检查，提高正确诊断的概率。

CT、磁共振、食管腔内超声检查等　对进一步了解癌瘤情况有帮助，有条件时可以采用。

防癌要点

改良饮水、合理施肥　亚硝胺及其前体物（原料）硝酸盐和亚硝酸盐等主要是通过饮食进入人体的，高发区居民饮用的旱井水、池塘水中亚硝胺及其前体物的含量最高，河水及浅井水次之，新鲜泉水和深井水最少。结合农村卫生基本建设，逐步改造饮水设备，改善饮水质量。提倡农田合理施肥和配方施肥，不要过多使用硝酸盐化肥，否则会引起饮水的污染。

保管好粮食，不吃发霉变质的食品 加强食品卫生管理，防止食品在加工、流通和储存过程中发霉。改变饮食习惯，不生产、不吃酸菜，提倡吃新鲜食品。

注意平衡营养 多吃新鲜蔬菜和水果，荤菜、蔬菜、粗细粮食多品种合理搭配，从食物中补充维生素 A、C、E、核黄素、胡萝卜素和微量元素硒等，补充缺少的营养。禁止吸烟，尽量不饮酒。

开展食管癌初筛普查 达到早期发现早期治疗。对普查中发现的食管上皮重度增生病人，要给予预防性的治疗。把 3 代中发生过 2 例因食管癌死亡的家庭作为高风险家庭，将高风险家庭中 40～70 岁的成员作为高风险人群，划为重点预防对象。普及癌症知识教育，鼓励参加食管癌的初筛普查，重视预防措施或提供预防药物。

讲究卫生 特别是每天刷牙漱口，注意口腔卫生。饮食方面要改变粗、硬、热、快及蹲食等不良习惯。

乳腺癌

乳腺癌是危害妇女健康的主要恶性肿瘤，在欧美等西方国家，居妇女癌症发病率之首。在我国其发病率居女性恶性肿瘤的第二位。本病发病率于 20 岁以后迅速上升，在 40～50 岁及 70 岁左右有两个发病高峰。乳腺癌也可发生于男性。

致癌因素

乳腺癌的病因，目前尚不完全明确，但已知乳腺癌是与生活方式有关的恶性肿瘤。随着生活水平的提高，乳腺癌的发病率亦相应提高。这说明乳腺癌主要与生活方式有关，如高脂肪、高蛋白饮食等，因为脂肪内有很多胆固醇可以转化成雌激素。

长期食用保健品、高脂肪和高热量食品常引起性早熟，这与日后的乳腺癌发病有一定的关系；在临床上，月经初潮年龄早（13 岁以前）、停经年龄迟（55 岁以后）、初次足月生产年龄迟、未婚、未育等均与乳腺癌发病有关；此外，月经停止后的高脂肪饮食、肥胖等也是乳腺癌的高发因素。

女性滥用避孕药与乳腺癌的关系，现今尚不明确。但绝经前妇女大量服用避孕药，累积到一定剂量后与乳腺癌的发病则有关。另外，绝经期应用雌激素替代剂防止骨质疏松，可改善更年期不良反应，但与乳腺癌的发病似有关联。因而应用这些雌激素替代剂者，建议在症状缓解后逐步减量。

遗传与发病亦有关，家族中如有乳腺癌患者，其亲属的发病率则明显增加。

预警信号

乳房肿块 乳腺的外上象限是乳腺癌的好发部位，多不伴任何症状，常为单个、不规则、活动度差的硬性肿块，洗澡时或自我检查时可以发现。

乳头溢液 非哺乳期内乳头溢出乳白色、淡黄色、棕色或血色、水样、脓性的液状物，特别是血性溢液有可能是乳腺肿瘤或炎症，也有可能是内分泌异常所导致的。脓性溢液也可能是乳房炎症导致的，不一定都是乳腺癌。据统计，单侧乳头溢液中，12%～25%是乳腺癌的表现。

乳头改变 这是乳腺癌三大早期信号（乳房肿块、乳头溢液、乳头改变）之一。由于肿瘤侵犯乳头或乳晕下区时，导致乳头偏歪、回缩、凹陷等。

局部皮肤改变 乳房皮肤出现橘皮样改变，即皮肤水肿且有毛孔处明显凹陷的改变，或出现乳房皮肤"酒窝"样凹陷，或有多个皮下小结节是乳腺癌的主要表现。有一种乳癌叫炎性乳癌，早期即表现为乳腺皮肤湿疹样变化。

淋巴结肿大 少数病人首先出现的症状为腋窝淋巴结肿大。

两侧乳房不对称 由于肿瘤的存在或与胸壁粘连，该侧乳房可出现体积或形态的变化。

乳房疼痛　少数乳癌病人有乳房隐痛、刺痛、胀痛或钝痛。

检查方法

自我检查　是早期发现乳房肿瘤的重要手段，最好在月经来潮第 9～11 天进行，在站立位和平卧位时均要检查。检查时不必用手使劲按压，因为这样触诊检查感觉不够敏锐，另一方面也避免促使已有肿物的扩散、损伤、出血等。随后，自己可检查各侧腋窝有无肿大淋巴结。如发现有肿物或不正常之处，应去医院进一步检查。具体如下：

步骤一：视查

直立镜前脱去上衣，在明亮的光线下，面对镜子对两侧乳房进行视诊（见图 1、图 2、图 3），比较双侧乳房是否对称，注意外形有无大小和异常变化。其异常体征主要包括：双侧乳房外形不对称，局部的皮肤隆起、凹陷和橘皮样改变，乳房表面皮肤有红、肿、热、痛症状以及浅表静脉扩张。双侧乳头不对称，近期凹陷，乳头部有鳞屑，轻轻挤压乳头，观察是否有棕色或血性分泌物。（图 1 为直立时，双手下垂放于身体的两侧，图 2 是将双手用力插在腰部，收缩胸肌，图 3 为双手举过头顶）

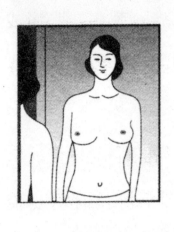 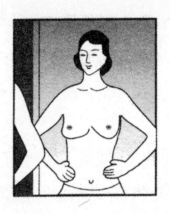 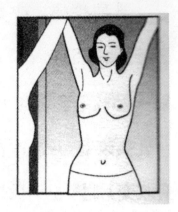

图1　　　　　　　　图2　　　　　　　　图3

步骤二：乳房的触摸

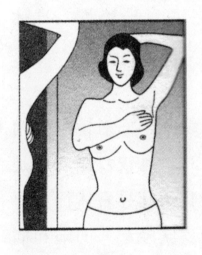

图4

举起左侧上肢（见图4），用右手三指（食指、中指、无名指）指腹缓慢稳定、仔细地触摸乳房（方法见图4A、4B、4C），注意切忌将乳腺组织捏起检查。检查乳房时指腹力量逐渐由轻到重，可分为三步：首先轻触乳房的皮肤，然后使用中等的力量按压乳房，最后用力

检查，以能触摸到你的肋骨。在左乳房作顺或逆向前逐渐移动检查，从乳房外围起至少三圈，直至乳头。也可采用上下或放射状方向检查，但应注意不要遗漏任何部位。同时一并检查腋下淋巴结有无肿大。

最后，用拇指和食指轻挤压乳头观察有无乳头排液。

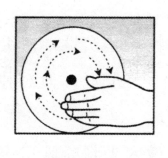
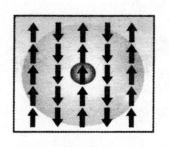
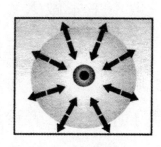

图 4A　　　　　　　图 4B　　　　　　　图 4C

如发现有混浊的、微黄色或血性溢液，应立即就医（见图 5）。检查右侧乳房方法同上。

步骤三：平卧检查（见图 6）

平卧检查时，待检测上肢举过头放于枕上或用折叠的毛巾垫于待检测肩下。这种位置目的是使乳房平坦，易于检查，其方法与触查相同。

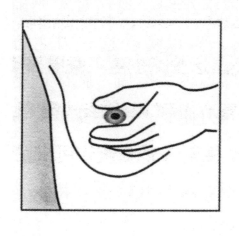
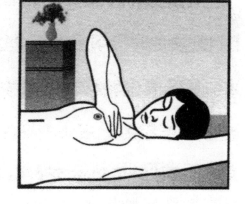

图 5　　　　　　　　　　　图 6

X 线检查　X 线摄像包括我们常说到的钼靶 X 线照相。85％的乳腺癌的 X 线表现为边界不规则的肿块或结节阴影，肿块的密度较高，边缘有毛刺征象。35 岁以下妇女一般不主张做 X 线检查。

超声检查　主要用来鉴别肿块是囊性还是实性，协助了解肿块大小。对乳癌诊断正确率为 80%～85%，但对肿块 1 厘米以下者诊断率不高。

磁共振成像术检查　使用磁共振成像术来判断乳房癌肿的范围和位置，可能比使用 X 射线检查或超声波更可靠，但费用较贵。妇女如果接受过隆胸手术，乳房内的植入物对传统的 X 射线检查法可能有影响。因此，对乳房内有矽囊的女性如怀疑乳腺癌，磁共振成像术是检查乳房是否癌变的最佳方法。

针取活组织检查　在以往要直接检验乳房组织是否恶变只有一个方法，就是动手术切取活组织；现在对需要确定乳腺肿块是否恶性的妇女而言，可以免受这一刀之苦了。接受活组织检查法的病人只感到轻微疼痛，胸部也不会留下明显疤痕，而且费用远比开刀便宜，方法简单，易被受检查者接受。

学会自查　40 岁以上的妇女要学会自我检查，特别警惕有无乳房肿块等病变。发现有肿物或不正常之处，应去医院进一步检查。

采用钼靶 X 线检查　对高危人群进行筛查，可以查出临床上摸不到肿块的早期乳腺癌，即原位癌。这种原位癌可做局部切除，同时其淋巴很少转移，治愈率达 99%～

100％。因此，有条件的妇女在 40 岁以后，每 1～2 年做一次钼靶 X 线检查，可以发现早期病征，降低乳腺癌的死亡率。

家庭中有乳腺癌患者，其姐妹及女儿更应定期接受检查，她们患乳腺癌的机会比无乳腺癌家族史的正常人群高 3～8 倍。

双侧乳腺癌 还有一种特殊情况是双侧乳腺癌，同时或异时出现，所以一侧出现乳腺癌，更应重视对侧乳腺的检查和随诊，如能及时发现和治疗，效果仍然是良好的。

防癌要点

改变生活方式 如青春期节制动物脂肪和蛋白质的摄入，适当增加体育活动，限制或避免服用不必要的保健品以防止早熟。

母乳喂养 提倡适当的婚育年龄和产后母乳喂养。

不要滥用雌激素 更年期需要补充雌激素时应保持最小剂量和最短疗程。

适当的体育活动 更年期后适当增加体育活动，合理安排膳食，控制总热量摄入，避免高脂饮食，控制肥胖，减少体内的剩余脂肪，从而降低乳腺癌的发生。

肺癌

肺癌是常见的恶性肿瘤之一，近来，肺癌的发病率和死亡率都较 30 年前增加了至少一倍。肺癌的早期诊断是提高治疗效果的最有效途径。但实际上大部分肺痛患者确诊时已属中晚期，究其原因主要是防癌知识缺乏，丧失了对肺癌的警惕性，不能及时就诊，从而延误了治疗时机。

致癌因素

吸烟　各国的大量调查资料都说明肺癌的病因与吸烟密切相关。有吸烟习惯者肺癌发病率比不吸烟者高 10 倍，吸烟量大者发病率更高，比不吸烟者高 20 倍。

大气污染　工业发达国家肺癌的发病率高，城市比农村高，厂矿区比居住区高，主要原因是由于工业和交通发达地区，石油、煤和内燃机等燃烧后和沥青公路尘埃产生的含有苯并芘致癌烃等有害物质污染大气有关。调查材料显示，大气中苯并芘浓度高的地区，肺癌的发病率也增高。大气污染与吸烟对肺癌的发病率可能互相促进，起协同作用。

职业因素　目前已公认长期接触铀、镭等放射性物质及其衍化物、致癌性碳氢化合物、砷、铬、镍、铜、锡、铁、煤焦油、沥青、石油、石棉、芥子气等物质，均可诱发肺癌，主要是鳞癌和未分化小细胞癌。

肺部慢性疾病 如肺结核、矽肺、尘肺等可与肺癌并存。这些病例癌肿的发病率高于正常人。此外肺支气管慢性炎症以及肺纤维疤痕病变，在愈合过程中可能引起鳞状上皮化生或增生，在此基础上，部分病例可发展成为癌肿。

人体内在因素 如家族遗传，以及免疫机能降低，代谢活动、内分泌功能失调等也可能对肺癌的发病起一定的促进作用。

预警信号

咳嗽 这是最常见的早期症状，表现为不明原因的刺激性干咳或带有少许白色泡沫痰，或早晨起来时痰中带小血块或少许鲜血丝。出现这些情况时，特别是经常抽烟的人中老年人应提高警惕，应及时去医院检查，明确诊断。当肿瘤增大引起气管狭窄时，咳嗽加重且多为持续性，表现为高调带金属音的刺耳的咳嗽声。

咯血 由于肿瘤组织血液供应较丰富，肺癌病人可表现为咳嗽时痰中持续或间断带血，多数表现为痰中带血丝，呈鲜红或暗红色，有时为大咯血。

胸闷、气急 是由于肿瘤阻塞气管或肿瘤侵犯胸膜产生大量胸腔积液所致，病人表现为胸闷、气短，活动时加重，若以往有慢性支气管炎、肺气肿等病，则胸闷、气短更明显。因此，当慢性支气管炎、肺气肿病人出现不明原因的胸闷、气急加重时，应想到是否出现了新情况，而不应只想到是老病而忽视肺癌检查。

发热 肿瘤本身可出现发热，但较少见，多为肿瘤阻塞气管，引起肺炎、肺脓肿时出现发热，甚至高热，而且消炎治疗效果不佳，容易反复发作。

消瘦 中晚期肺癌病人消瘦明显，体重下降，感乏力、少言懒动。这是因为肿瘤本身快速生长消耗了大量的营养物质，病人进食减少，睡眠欠佳，引起病人极度衰弱，营养不良。此时易合并各种感染等合并症。

胸痛 呈弥漫不固定的胸疼或背痛、肩痛等，由肿瘤侵犯胸膜、肋骨或胸壁引起，可为尖锐的胸痛，或钝痛、隐痛，咳嗽时加重。肋骨、脊柱受侵犯时这些地方也有压痛。

声音嘶哑 是由肿瘤在气管分叉下侵犯喉返神经所致。若长期吸烟的中老年男性突然出现声音嘶哑，要警惕肺癌的可能。

检查方法

脱落细胞学检查 对可疑对象进行反复、多次痰脱落细胞学检查。

肿瘤标志物检查 如：CEA、血清唾液酸测定、神经烯醇化酶、粘蛋白抗原及神经细胞黏附分子等。

影像学检查 X 线胸片及 CT、MRI 等检查，对肺癌的早期诊断有极重要的价值。

纤维支气管镜 组织学和细胞学检查对肺癌确诊和病理分类，以及指导治疗有重要意义。

防癌要点

戒烟 最佳的预防肺癌方法是避免吸烟和吸入他人的二手烟。这是预防肺癌的最重要的一环，不仅自身要戒烟，还应劝告周围的人们共同戒烟，让人们能生活在无烟的较洁净的环境中，减少被动吸烟，从而降低吸烟相关癌症的发生。患上肺癌的风险与吸烟多少及时间长短有关，假如你在少年时代已开始吸大量香烟，那么患上肺癌的机会便自然较高。但即使你已吸烟多年，戒烟绝对为时未晚，你仍可获得戒烟成功所带来的各种好处。

控制空气污染 空气污染包括公共环境的空气和家居空气两方面，应积极参与保护公共环境的空气，同时处理好家居空气的净化，如因煮饭或其他需要，在室内燃烧柴草、煤炭、油类时，一定要用烟囱或排烟机把烟排到室外。燃烧煤气、液化气或其他气体燃料时，一定要通风，让燃烧不完全的气体排出室外。炒菜或油炸食品时，油锅太热会产生许多油烟，对人体有害，炒菜油温不能太高，不能让油锅冒油烟，尽量减少油炸、熏烤的烹调方法，多用蒸、煮、凉拌、熘、红烧、水氽等烹调方法。

职业防护　对接触放射线及砷、石棉、粉尘等致癌物的人员应加强劳动保护和防癌教育，提高防癌意识，减少职业性肺癌的发病可能。

原发性肝癌

原发性肝癌（简称肝癌）是肝细胞或肝内胆管上皮细胞发生的恶性肿瘤。在亚洲太平洋沿岸及非洲的东南部地区比较常见，而在欧美国家较少见。我国是世界上肝癌高发国家之一，发病率在万分之一左右。地区分布为南部高于北部，东部高于西部。肝癌病人中男女比例大约为 3～4：1，发病年龄一般在 30～60 岁之间，40～50 岁为肝癌的高发年龄。肝癌的恶性度很高，曾有"癌中之王"的称号。早期往往少有症状，一旦发现常常已是中、晚期而失去治疗的良机，所以肝癌患者的存活期很短。近年来发病率有逐年上升趋势。

致癌因素

病毒性肝炎　原发性肝癌患者中约 1/3 有慢性肝炎病史。目前认为主要为患乙型及丙型肝炎者，特别是乙肝病毒携带者，肝癌发病率较高。

黄曲霉毒素　在霉变的玉米、花生等中含量较高，是肝癌的最强致癌物质，其加热后仍不分解，所以在含有黄曲霉毒素的食物中，即使煮沸后黄曲霉毒素仍保留其毒性。

饮用水污染　饮用塘水、宅沟水等被污染的浅水者较饮用洁净的深井水者更易患肝癌。

家族聚集性　研究发现肝癌有一定的家族聚集倾向。

其他　如营养性肝硬化、农药、酒精、肝吸虫、血吸虫感染、低硒等。

预警信号

肝炎病毒检测阳性　原发性肝癌患者中约 1/3 有慢性肝炎病史，而乙肝表面抗原阳性、"两对半"阳性、丙肝抗体阳性都是肝炎病毒感染的标志。

上腹痛　多为右上腹肝区间歇或持续性钝痛或胀痛，可放射至右肩、右背甚至右腰部。若病灶在肝左叶则以中上腹痛为主要表现者。腹痛是肝癌最为常见的症状。

消化道症状　表现为腹胀、食欲下降、恶心、呕吐、腹泻等。

消瘦、全身乏力　短期内突然明显消瘦、乏力者要警惕，特别是既往有肝病病史者。

发热　一般以低热较常见，呈持续性或午后低热。

其他 有的以低血糖为首先表现，有的能自行摸到腹部包块，也有全身皮肤、巩膜黄染等。

检查方法

血甲胎蛋白（AFP）检测 约70％的病人可通过AFP检查来发现早期原发性肝癌，是普查高危人群（肝炎史5年以上、乙型或丙型肝炎病毒标记阳性、35岁以上者）最简便、最经济的办法，若血AFP增高，再行B超或CT、磁共振等检查，可发现早期肝癌。但约有30％病人的甲胎蛋白是不高的。这些患者的诊断就主要依靠临床和影像学的检查。

肝脏B超 是早期发现肝癌的最有效方法，因为肝癌无明显早期症状，因此在早期不易被察觉，发现有症状被确诊时多属中晚期，治疗效果也较差。早期发现肝癌的最有效方法是对35岁以上乙肝表面抗原阳性、患慢性肝炎、肝硬化5年以上或直系亲属三代中有肝癌家族史的人员每半年检测1次甲胎蛋白和肝脏B超。CT、磁共振、PET、同位素显像等检查也有助于肝癌诊断，可选择其中1～2项进行检查。

肝血管造影 对部分诊断困难、病灶过小、常规影像学检查不满意显示的病员可行肝血管造影，常可找出小肝癌。

肝穿刺活检　可在超声或 CT 引导下，用细针穿刺癌结节，吸取癌组织进行病理学或细胞学检查以确诊。

肝炎的防治　注射乙肝疫苗，输血时保证血液制品未被肝炎病毒感染也是预防肝癌的重要方面。现在我国新生婴儿已经基本常规接种，这样在下一代中乙肝发病率将大大降低，也可使肝癌发病率相应降低。对有乙肝病毒，如感染的母亲所生的婴儿还提倡乙肝疫苗与乙肝免疫球蛋白同时应用，来提高对乙肝的预防。此外，还要注意输血、注射、针灸、理发、修面时的消毒卫生，以免通过这些途径感染乙型和丙型肝炎。

戒酒　酒精是促癌物质。有统计表明，患过肝炎后继续喝酒 10 年的人比不喝酒的人患肝癌几率高了 2 倍，说明过量的酒精是促癌物质。因此，患过乙型肝炎、丙型肝炎的人千万别喝酒，以免促生肝癌。

改良饮用水　不饮塘水、宅沟水，改饮井水、深井水或雨雪水等天落水，尽量用污染少的水源作自来水等，以避免不洁饮水中致癌物质诱发肝癌。我国已于 20 世纪 70 年代开始实行这项措施，在实践中效果明显。

良好饮食习惯　注意对玉米、花生防霉去毒，防潮保存，食用时注意挑选清洗，不吃霉变的花生、玉米及其制品，多饮用绿茶也对黄曲霉毒素致癌有一定抑制作用。

普查早治　对慢性乙肝、肝硬化、丙肝病人及乙肝病毒携带者等高危人群应定期查体，主要检测 AFP 变化及肝脏 B 超甚至 CT 等，以便能早期发现、早期治疗，以提高疗效。

胰腺癌

胰腺癌是一种临床表现隐匿，发病迅速且预后不良的消化系统恶性肿瘤。近年来，胰腺癌的发病率逐年上升，在欧美多数国家中，胰腺癌的发病率每年为 9/10 万～10/10 万，自 1930 年以来美国胰腺癌发病率增加了 3 倍，英国在同期内增加了 2 倍，而日本则增加了 4 倍。据国内上海市资料统计表明，1990 年发病率已达到 5.1/10 万，近 20 年发病率增加了 4 倍。在恶性肿瘤中胰腺癌恶性程度较高，为我国人口死亡的十大恶性肿瘤之一。据统计，在确定诊断后只有 12%～15% 的病例可进行手术根治，且术后 5 年生存率仅 0～2%，而 90% 以上的病人在确诊后 1 年内死亡，平均存活期少于 6 个月。胰腺癌的发病，随着年龄的增加，发病率增高。30 岁以前鲜有发病，40～50 岁组为 10/10 万，60～70 岁组为 40/10 万，80～85 岁发病率在 3%。男性发病率较女性为高，两者之比为 2∶1～3∶1。

致癌因素
目前其确切病因不清楚，据报道胰腺癌的发生与下列因素有关。

吸烟　烟中的亚硝胺是致癌物质，吸入后经血液运至肝脏被激活，排入胆汁后逆流入胰管。此外，吸烟可提高血脂浓度，间接增加致癌危险。吸烟者的胰腺癌发生率为非吸烟者的 2～2.5 倍。

高蛋白饮食　动物实验已证实高蛋白饮食与胰腺癌的发生有关。日本自 1950 年以后胰腺癌的发病率增高了 4 倍，与动物蛋白和脂肪摄入量增加相一致。高蛋白和高脂肪饮食可增加胰腺细胞的更新率，因而增加了胰腺对致癌物质的敏感性。

酗酒　可使胰腺组织纤维化，从而导致慢性胰腺炎，诱发胰腺癌。

食水果和新鲜蔬菜少　水果和新鲜蔬菜中含有保护人体免患胰腺癌的蛋白酶抑制因子，这些因子可阻止氧基的合成，防止蛋白质被降解成快速分裂癌细胞所需的氨基酸，或抑制聚 ADP－核糖核酸的合成，因而减少对 DNA 的损伤。因此，食水果和新鲜蔬菜少可增加胰腺癌的发病率。此外，食煎烤的肉类食物也能增加胰腺癌的发病率。

某些疾病与胰腺癌的发病率增高有关　糖尿病患者胰腺癌的发病率约为正常人群的 2～4 倍。有钙化灶的慢性胰腺炎胰腺癌的发病率较一般人群高出 100 倍。胃大部切除后 20 年发生胰腺癌的危险性比一般人群高 5～7 倍，这是由于丧失了胃对胰腺的调节功能使之不能对有害物质作出反应；小肠对代谢的解毒作用亦因胃切除而受影响，致使胰腺与致癌物质接触的机会增多。

职业环境　在制造萘胺和苯胺的化工厂中工作的工人，胰腺癌的发病率较一般工人高 5 倍。

预警信号

腹痛　约 80％的患者有腹痛，常在中上腹和左肋下部，可向背部、左肩胛区及前胸部放射。腹痛性质较模糊，可为饱胀不适、胀痛或钝痛等。

黄疸　约 70％的患者有黄疸，胰头颈癌较早出现。黄疸可与腹痛同时出现，也可在腹痛出现后不久出现。胰体尾部癌的晚期，可侵及头部，压迫胆总管而出现黄疸。胰腺癌所致的阻塞性黄疸特征是逐渐加深，呈黄绿色，出现浓茶样尿、白陶土色便和皮肤瘙痒。

检查方法

实验室检查　血清胆红素明显升高，其中以直接胆红素升高为主。血碱性磷酸酶值升高亦很显著。癌胚抗原（CEA）测定，约 70％胰腺癌患者可升高。消化道癌相关抗原 CA199 被认为是诊断胰腺癌的指标。

影像学检查　B 超、CT 扫描、磁共振成像（MRI），可以显示胰腺肿块的位置、大小及其与周围组织的关系。

内镜逆行胰胆管造影　能同时显示胰管、胆管和壶腹部，对不明原因的阻塞性黄疸很有价值，此外还能直接观察十二指肠乳头，并收集胰液做细胞学检查。

经皮细针穿刺细胞学检查　目前多主张术前在 B 超或 CT 引导下经皮细针穿刺抽吸胰腺肿块做细胞学检查，对胰腺癌有很高的诊断价值，是一种简单、安全而有效的方法

防癌要点

调整膳食结构　如不吃烧焦和烤糊的食品，尽量少吃高脂、高油、多盐的食物，这就可以减少 2/3 以上胰腺癌的发生。预防癌症，日常饮食还需注意以谷类、豆类、甘薯等粗粮作为膳食的主体，每天的新鲜蔬菜和水果必不可少，而且应当在饮食中增加纤维类、胡萝卜素、维生素 E 和必要的矿物质。

良好的生活习惯　参加适当的体力活动，避免超重和肥胖，适量饮酒。生活规律，减少应酬，坚决杜绝暴饮暴食。饮食清淡，食勿过饱。生活要有规律，有些人平时工作忙，一日三餐较随便，到了节假日就暴饮暴食。其后果是，轻者引起消化不良、腹胀不适，重者引起急性胰腺炎，甚至危及生命，也为胰腺癌种下隐患。

研究认为，生命早期过度进食会促进发育成熟，而成熟后的过度饮食又可增加某些退行性疾病的发生，从而缩短寿命。因此，在一生中适量地限制饮食，这是长寿的秘诀，每餐八分饱，这也是预防"吃出来的癌"的根本之法。

胃癌

胃癌具有起病隐匿，早期常因无明显症状而易漏诊，易转移，预后差等特点。我国胃癌发病率高，其死亡率又占各种恶性肿瘤之首位，因此，胃癌是一种严重危害我国人民健康的常见病，应引起重视。

致癌因素

饮食因素　饮食与胃癌发病关系密切，近年来欧美发达国家中胃癌发病率呈下降趋势，这主要和饮食因素有关。其特点是：以往保存食物采用烟熏（熏鱼、熏肉）、盐腌的方法，食品中含有相当高的致癌物，如苯并芘、亚硝胺等，而高浓度的食盐被认为是促癌物质。用高温油煎炸的食品也含有一定量的多环芳烃类致癌物。在日本常用滑石粉处理大米，滑石粉含致癌的石棉纤维。高盐食品如腌肉、腌鱼、腌禽类、咸菜、腊肉、腊肠也应注意，因为高盐食物可损伤胃黏膜，使致癌物容易被身体吸收。我国河南省调查显示，食盐消费量与胃癌死亡率呈显著性正相关。某些人群的膳食中，蛋白质、脂肪、某些维生素和矿物质缺少，使宿主营养不平衡，从而降低人体的抵抗力，直接或间接有利于胃癌发生。

亚硝胺等化学物质　目前通过实验发现，多种不同结构的亚硝胺类化合物，可以引起动物的胃癌。对胃癌高发区调查发现，饮水及粮食内的硝酸盐及亚硝酸盐的含量明显高于低发区，在适宜的 pH 值或细菌作用的条件下，硝酸盐和亚硝酸盐可在人胃内合成致癌的亚硝胺类化合物。在一些腌制的肉类、鱼类、禽类、蔬菜类食品，还有经亚硝酸盐处理的食品（如香肠、火腿、午餐肉及腌制的肉类制品）中也含有少量亚硝胺类致癌物质。此外，有报道在国内外部分干酪、牛奶、面粉、啤酒及其他酒类中也能检出亚硝胺类化合物。亚硝基化合物在工业上用作溶剂、润滑剂、防锈剂等，在农业上用作杀虫剂、除锈剂等，可能有职业性接触。

霉菌毒素　通过流行病学调查发现，我国胃癌高发区粮食及食品的霉菌污染相当严重。高发区慢性胃病患者空腹胃液中霉菌及其毒素检出率明显高于胃癌低发区。胃液中检出杂色曲霉菌、黄曲霉菌、构巢曲霉等霉菌，由其产生的杂色曲霉毒素、黄曲霉毒素等可诱发大鼠胃癌。

吸烟饮酒　长期吸烟的人胃癌发病率明显提高。烟龄越长，胃癌发病越多。吸烟对胃有致癌和促癌作用。长期饮酒与导致胃癌的其他因素有协同和促癌的作用。

幽门螺杆菌（HP）感染　胃内幽门螺杆菌感染是胃癌发生的重要因素之一，世界卫生组织已将幽门螺杆菌定为人类胃癌发生的一级致癌物。有的学者认为，HP感染可能是胃癌的协同致癌因子。

遗传因素　多数的回顾性调查材料认为遗传因素在胃癌病因中的作用比较肯定，有明显的家族聚集的倾向。一般认为胃癌病人亲属的胃癌发病率比对照组高4倍。

慢性胃炎　胃癌与慢性胃炎，尤其是萎缩性胃炎之间有密切关系。这类胃癌的发生率与萎缩性胃炎严重程度及病史长短有关。由于患萎缩性胃炎，黏膜功能及结构异常，胃液游离酸减少，胃液内细菌增加，使亚硝基化合物的合成增加，亚硝基化合物已证实可引起胃癌。

其他　如胃黏膜肠上皮化生、胃溃疡、胃息肉患者也是胃癌的高危人群。

预警信号

酷似胃炎或胃溃疡的症状　早期胃癌70％以上无明显症状，随着病情的发展，可逐渐出现非特异性的、酷似胃炎或胃溃疡的症状，包括上腹部饱胀不适或隐痛、反酸、嗳气、恶心，偶有呕吐、食欲减退、黑便等。

进展期胃癌症状见胃区疼痛，常为咬啮性，与进食无明显关系，也有类似消化性溃疡疼痛，进食后可以缓解。上腹部饱胀感、沉重感、厌食、腹痛、恶心、呕吐、腹泻、消瘦、贫血、水肿、发热等。

疼痛或胸骨后疼痛 贲门癌主要表现为剑突下不适、疼痛或胸骨后疼痛，伴进食梗阻感或吞咽困难；胃底及贲门下区癌常无明显症状，直至肿瘤巨大而发生坏死溃破引起上消化道出血时才会引起注意，或因肿瘤浸润延伸到贲门口引起吞咽困难后始予重视；胃体部癌以膨胀型较多见，疼痛不适出现较晚；胃窦小弯侧以溃疡型癌最多见，故上腹部疼痛的症状出现较早，当肿瘤延及幽门口时，则可引起恶心、呕吐等幽门梗阻症状。

癌肿扩散转移 可引起腹水、肝大、黄疸及肺、脑、心、前列腺、卵巢、骨髓等的转移而出现相应症状。

检查方法

早期发现 加强基层医疗单位的建设是早期发现的关键，应熟悉和掌握胃癌危险人群，尤其对有胃癌家族史，40岁以上胃病久治不愈者，应定期观察。

早期诊断 通过气钡双重造影，纤维胃镜检查和胃黏膜活检对胃黏膜异型增生，不完全型肠上皮化生等高危病人定期进行检查，一般胃癌均可获得早期诊断。

早期胃癌的特殊检查 ①常规钡餐 X 线检查对早期胃癌的确诊率仅约 1/3，而双重对比造影可明显提高早期胃癌的诊断率。②纤维内镜及胃脱落细胞的检查，确诊率可达 60％～70％。内镜加黏膜染色，活体组织检查确诊率可达 85％以上。③结合病史、体征及特殊检查的综合应用，可使早期胃癌的确诊率达 95％左右。

X 线钡餐检查 是诊断胃癌常用的检查方法，可观察胃轮廓变化、蠕动情况、胃黏膜形态、排空时间，从而了解病变情况，对中晚期胃癌的诊断率达 90％左右。双重对比造影是显示黏膜细微凹凸的一种方法。

纤维胃镜检查 结合活体组织病理检查是诊断胃癌最可靠的特殊检查，可诊断早期胃癌，鉴别良、恶性溃疡，确定胃癌的类型和浸润范围，可发现癌前期病变。

超声显像检查 是术前常规检查，可了解胃癌周围及转移情况。

CT 检查 可了解累及胃壁向腔内和腔外发展情况，邻近组织器官、淋巴结有无转移，特别是肝、肠系膜根部、肝十二指肠韧带、腹腔动脉旁淋巴结有无转移。

辅助的诊断方法 有胃液分析、血清癌胚抗原、大便隐血试验等。

防癌要点

避免进食粗糙食物　如玉米、高粱和麦等带有较硬外壳，进食时对上消化道黏膜有机械损伤作用，如同时伴有蛋白质和脂肪摄入不足，则使受损黏膜不能及时修复。

少吃或不吃盐腌食物　咸鱼、火腿、腊肉等含有较多的盐，有损胃黏膜的完整性，如同时有其他致癌物质存在；可促进胃癌的发生。每天进食食盐量一般应低于10克。

多吃新鲜蔬菜和水果，多饮牛奶　这些食物富含维生素，可参与修复机体的天然防癌屏障，阻止化学致癌物质在体内合成。

少吃烟熏、油炸和烘烤食物　对鱼肉和禽类的熏炸和烘烤等工序可使苯并芘含量增加，因此要少吃，以清炖、红烧为好。

改进饮食习惯和方式　要按时进食，避免暴饮暴食；食物不能过烫，进食不宜过快，进食时情绪愉快；不饮烈酒，不抽烟。

积极治疗癌前病变　积极正确地治疗胃溃疡、萎缩性胃炎、多发性胃息肉、恶性贫血等胃部疾患。

大肠癌

大肠癌主要指发生于结肠、直肠和肛管的肿瘤，为常见肿瘤，近几年发病率及死亡率在我国有上升趋势。其发病有以下几个特点：①发病年龄提前。病人平均年龄为 45 岁左右，40 岁以下者占 35％，30 岁以下者占 12％。②低位大肠癌多见。大肠癌中直肠癌占 60％～75％，直肠癌中 81％～98％距肛门 7 厘米以下，经直肠指检就可发现。③合并血吸虫病多见。在我国大肠癌患者中同时有血吸虫感染者较多见。

大肠癌具有起病隐匿、早期常无明显的临床表现，病情发展较慢，远期疗效优于其他消化道恶性肿瘤，预后相对较好。

致癌因素

环境因素　有地区差异，我国以长江下游东南沿海的江苏、浙江、上海、福建、台湾及香港地区为高。

饮食因素　高脂肪、低纤维素饮食与大肠癌发病密切相关。高发区居民每天脂肪摄入量都在 20 克以上。研究表明，动物脂肪摄入多和少食新鲜蔬菜、维生素者易患结肠癌。

大肠腺瘤病与结肠癌关系密切，多发性家族性腺瘤病为癌前病变，发病 30 年后 100％癌变。乳头状腺瘤癌变率为 40％～50％。

慢性大肠炎症　患血吸虫肠病、溃疡性结肠炎、克隆病及大肠癌术后病人易患结肠癌。大肠癌病人其正常的大肠部分患第二次大肠癌的可能性比正常人高 3 倍，若同时有腺瘤，危险性增加 6 倍，多于第一次结肠癌治疗后 3～4 年出现。慢性溃疡性结肠炎病人的大肠癌发病率比正常人高 10 倍。10 年以上病史者每 10 年有 10%～20% 发生癌变。

其他　长期饮酒、肥胖、精神刺激、有肿瘤，特别是有大肠癌家族史，及曾接受放射线损害如腹、盆部接受过放疗者，大肠癌发病率都高于正常人。

预警信号

早期大肠癌可无明显症状，一般就诊时多以下列表现为就诊原因：

大便性状改变　持续两周以上的原因不明的下腹疼痛伴下坠感；排便习惯性改变或粪便形态大小、粗细的改变，包括腹泻与便秘交替发生。

便血或粪便带鲜血　不能以痔疮来解释，粪便检查反复多次或持续出现隐血者，持续或反复发作的脓血便，按炎症治疗效果不佳的要高度注意早期大肠癌。

贫血　由长期便血造成，病人有时有便血，但因疏忽大意未发现，待出现心悸、头晕、乏力等贫血症状才发现大便带血或到医院化验大便潜血呈阳性。

梗阻 肿瘤生长引起肠道梗阻，可致腹痛、腹胀、恶心、呕吐、便秘、排便困难，或出现大便变形、变细等。若完全阻塞，病人就不能排气、排便。

其他 原因不明的体重减轻，腹部隆起或可扪及肿块应警惕早期大肠癌。

检查方法

普查早治 对慢性溃疡性结肠炎、克隆病、血吸虫肠病、曾患大肠癌的病人，接受过腹、盆腔放疗者，有大肠癌等肿瘤家族史者及患大肠腺瘤病的病人，应积极治疗原发病，切除腺瘤，定期查体，做结肠镜、全消钡餐透视及直肠指检，以便早期发现癌变，早期治疗。

直肠肛门指检 肛指检查简单易行，目前仍是直肠癌手术前一系列检查中最基本和最重要的检查方法。

实验室检查 ①大便隐血实验：此方法简便易行，是大肠癌普查初筛方法和结肠疾病的常规检查。有条件者还可应用免疫学方法提高正确率。②血红蛋白检查：凡原因不明的贫血，血红蛋白低于 100 克/升者应建议做钡剂灌肠检查或纤维结肠镜检查。②血清癌胚抗原（CEA）检查：CEA 检查不具有特异性的诊断价值，因此不适合作为普查诊断，但对估计预后、监测疗效和复发具有一定的帮助。

内镜检查　凡有便血或大便习惯改变、经直肠指检无异常发现者应常规进行乙状结肠镜或纤维结肠镜检查。内镜检查能在直视下观察病灶情况，并能取活检做病理学诊断。纤维结肠镜检查就目前而言是对大肠内病变诊断最有效、最安全、最可靠的检查方法，绝大部分早期大肠癌可由内镜检查发现。

双重对比造影　传统的钡剂灌肠 X 线检查对早期癌和大肠腺瘤显示常有困难，而气钡双重对比造影技术已大大提高了早期大肠癌和小腺瘤的发现率和诊断准确率，目前已成为放射科常规检查。

CT 诊断　CT 不能作为早期诊断的方法，但 CT 对结肠癌的分期有重要意义，尤其对于估计不能直接手术，而在应用外放射或局部腔内放疗后有可能被手术切除的病人更有价值。CT 对晚期直肠癌和复发性直肠癌的手术估计有较大意义，可以直接观察到肿瘤侵犯骨盆肌肉（提肛肌、闭孔内肌、尾骨肌、梨状肌、臀肌）、膀胱和前列腺。

超声显像检查　直肠内超声显像检查是以探测直肠癌外侵和肿瘤对直肠壁的浸润程度为目的的一种新的诊断方法。直肠内超声显像检查能正确地诊断出肿瘤所侵犯的部位及大小。

磁共振检查　有研究者称对直肠癌的外侵，磁共振检查较 CT 更有意义。但目前磁共振还有不少技术问题需要完善，对磁共振所提供的图像认识也需进一步深化，同时与腔内超声显像相比，磁共振检查费用昂贵也是阻碍其得到广泛应用的因素。

另外，在日常生活中，若发现大便习惯改变，如大便次数增多、变细或大便带血的情况，应及时到医院检查。

防癌要点

饮食方面　少吃动物脂肪如肥肉、猪油等，多吃粗粮、新鲜蔬菜，特别是十字花科植物如卷心菜，减少经加工处理的各种肉制品的摄入。从小养成不吸烟、不饮酒的良好习惯。注意控制体重，避免肥胖。少吃盐腌、熏烤、高脂肪、高糖食物，多吃新鲜水果、蔬菜，增加粗粮比例。

好习惯　养成定时排便的习惯，防止便秘。不酗酒。适当进行体育锻炼。

肾癌

肾癌又称肾细胞癌，高发年龄为 40～65 岁，男性多于女性。起源于肾小管上皮细胞，可发生于肾实质的任何部位，但以上、下极为多见，少数侵及全肾；左、右肾发病机会均等，双侧病变占 1%～2%。肾癌影响预后的因素很多，早期阶段，细胞分化好，能及时、合理、长期坚持中、西医结合治疗者，预后较好，反之较差。

致癌因素

肾癌的病因至今尚未清楚，有很多因素可引起肾癌的发生。遗传因素可能是其中之一，同时吸烟者发病率明显高于不吸烟者。亦有些报道称某些工业物质、黄曲霉素、激素、放射线、造影剂等可能导致肾癌。

预警信号

血尿　间歇性无痛全程肉眼血尿常是病人就诊的初发症状，此时表明肿瘤已穿入肾盏、肾盂。

腰痛　常到肾癌的晚期才出现。肾癌早期，大约60％的患者没有疼痛的感觉。到了病变晚期才由于肿瘤包块压迫肾包膜或牵拉肾蒂而引起腰部酸胀坠痛，出血严重时偶可因血块梗阻输尿管引起绞痛。

合并红细胞增多症、高血压、高血钙　肾癌患者合并红细胞增多症的约占2％，合并高血压的约占10％～45％，合并高血钙的约占3％～17％。

检查方法

尿液检查　当癌肿侵入肾盂、肾盏时，尿常规检查有数量不等的红细胞；但是，尿常规完全正常，也不能排除肾脏肿瘤。

X线检查　为诊断肾脏肿瘤的非常重要的方法，特别是随着设备技术不断更新，X线检查的准确性也在明显提高。①尿路平片：在平片上可见患者患侧肾影不规则增大，腰大肌影模糊，有10％肾癌肿块内或肿块周围可见钙化。②肾盂造影：静脉肾盂造影或逆行肾盂造影是诊断肾脏肿瘤的最基本方法。③腹主－肾动脉造影：是肾肿瘤早期诊断及定性诊断的一项重要手段。

CT检查　主要用来确诊肾占位性病变，对囊性和实质性肿块的鉴别，准确率达93％。

磁共振检查　磁共振检查的优点在于：①一次扫描可获得肾脏横断面、冠状面和矢状面的图像；②没有CT图像中存在的伪影；③不需注射造影剂。MRI可十分清晰地显示肾实质肿块，并与肾囊肿作鉴别。

超声诊断　B型超声显像是近年来诊断肾脏肿瘤的重要方法之一，由于超声检查方法简便，无创伤性，因而在肾脏肿瘤的诊断中已被广泛应用。超声图像还能显示肾癌的范围、癌肿有无侵入邻近器官、肝脏或脾脏有无转移、肾蒂及腹膜后淋巴结是否肿大等情况。因此，对肾癌的临床分期有一定帮助。

防癌要点

（1）戒烟，不酗酒。

（2）慎用解热剂，如非那西汀等药物。

（3）患有肾囊肿等肾脏疾病应积极治疗。

（4）经常参加体育锻炼，平衡饮食，增加营养，保持心情愉快，增加机体免疫力。

（5）经常食用具有防癌抗癌作用的食物。

膀胱癌

膀胱癌是泌尿系常见恶性肿瘤。其发病与吸烟、一些化学致癌物质，尤其是芳香类氨染料、内源性色氨酸代谢异常、摄入蛋白质过量、寄生虫、慢性炎症和病毒等因素有关。发病以 50～70 岁之间最多。男性多于女性，男女之比为 4∶1。

致癌因素

化学性致癌物质 染料中的中间体如 1－萘胺、2－萘胺及联苯胺，橡胶及塑料的防老剂 4－氨基联苯胺有膀胱致癌作用，人与致癌物质接触后发生癌的潜伏期为 5～50 年，多在 20 年左右。

内源性色氨酸代谢异常 很多膀胱癌病人没有明显接触化学致癌物的病史，可能与体内色氨酸代谢异常有关。

如色胺酸异常代谢的中间代谢物邻羟氨基酚类物质具有一定的致癌作用，能引起小鼠膀胱肿瘤。

吸烟　与膀胱肿瘤有明显关系，男性吸烟者比不吸烟的膀胱癌发病率高4倍。

某些食品与药物　人工甜味品如糖精等有膀胱致癌作用，另外长期服用镇痛药非那西汀亦能增加发生膀胱肿瘤的危险，膀胱慢性感染与刺激以及药物环磷酰胺亦能引起膀胱癌。

预警信号

（1）血尿：无痛性和间歇性血尿是膀胱癌的主要症状。临床上出现血尿者在90％以上，早期出现血尿者占60％。

（2）尿频尿急：为膀胱癌的主要症状之一，出现此症的约占70％，约15％早期出现这些症状。

（3）排尿困难：癌肿位于膀胱颈、尿道内口处时，可导致尿道梗塞，出现排尿困难。严重时可出现急性尿潴留。

（4）其他：还可出现腹部肿块、腰骶部或会阴部疼痛及贫血等症。

检查方法

（1）膀胱镜检查：是诊断膀胱癌的首选和必要的方

法。可确定肿瘤的位置、数目、大小，还可采取活体组织做病理检查。

（2）B型超声：是一种无损伤性的检查方法。能探测膀胱的各个切面图，以膀胱后壁最为清晰。还可准确地对膀胱癌进行分期。

（3）其他检查：如CT检查、X线检查、尿道细胞学检查等也有一定诊断价值。

防癌要点

（1）戒烟、不酗酒，不吃含糖精的食物。

（2）平衡饮食，不要过多摄入蛋白质。

（3）经常食用具有防癌抗癌作用的食物。

（4）积极治疗膀胱慢性炎症。

卵巢癌

卵巢癌是发生于卵巢表面体腔上皮和其下方卵巢间质的恶性肿瘤。其中以黏液性囊腺癌、浆液性囊腺癌、粒层细胞癌、恶性畸胎瘤、未分化癌等为多见。卵巢癌的特点是发现晚，扩散快，疗效差。早期无自觉症状，通常要到肿瘤长得很大时，才被病人或医生发现。现代医学认为本病病因可能与环境、生活条件及营养因素等有关。卵巢癌的发生率，在我国约占所有卵巢肿瘤的5%。其发病在妇科恶性肿瘤中仅次于宫颈癌，居第二位。近年来其发病呈上升趋势。

致癌因素

卵巢癌的发病因素还不清楚，但环境和内分泌影响在卵巢癌致病因素中最受重视。根据其流行病学和病因学调查，其发病因素主要是：

环境因素　工业发达国家及上层社会妇女卵巢癌发病率高，可能与饮食中高胆固醇有关。另外，电离辐射及石棉、滑石粉能影响卵母细胞而增加诱发卵巢癌的机会，吸烟及维生素 A、C、E 的缺乏也可能与发病有关。

内分泌因素　卵巢癌多发生在未产妇或未育妇。据流行病学资料统计，卵巢癌好发于卵巢功能不全的妇女，如月经初潮推迟、绝经期提前、痛经、独身、不育、人工流产频繁的人群。妊娠对卵巢癌似有对抗作用，认为每月排卵所致卵巢上皮反复受损与卵巢癌发生有关。另外，乳腺癌、子宫内膜癌多并发卵巢癌，此三种疾病都对雌激素有依赖性。

遗传和家族因素　约 20%～25% 卵巢癌患者的直系亲属中有癌瘤患者。

预警信号

下腹不适或盆腔下坠　可伴胃纳差、恶心、胃部不适等胃肠道症状。

腹部膨胀感 卵巢癌即使临床早期也可以出现腹水，或肿瘤生长超出盆腔，在腹部可以摸到肿块。

压迫症状 肿块伴腹水者，除有腹胀外还可引起压迫症状，如横膈抬高可引起呼吸困难，不能平卧，心悸；由于腹内压增加，影响下肢静脉回流，可引起腹壁及下肢水肿；肿瘤压迫膀胱、直肠，可有排尿困难、肛门坠胀及大便改变等。

疼痛 卵巢恶性肿瘤极少引起疼痛，如发生肿瘤破裂、出血和/或感染，或由于浸润，压迫邻近脏器，可引起腹痛、腰痛等。

恶液质 由于肿瘤的迅速生长，使患者营养不良及体力消耗，患者会呈贫血、消瘦及形成恶液质的体征。

月经紊乱及内分泌症状 肿瘤间质成分产生激素或肿瘤破坏双侧卵巢，可导致月经紊乱或阴道流血；功能性卵巢恶性肿瘤如颗粒细胞瘤，可产生过多的雌激素，而引起性早熟；睾丸母细胞瘤可产生过多的雄激素而引起男性化的表现，临床上会出现不规则阴道流血或绝经后阴道流血，阴道流血除与卵巢恶性肿瘤本身有关外，还常伴有子宫内膜病变如子宫内膜增生过长或子宫内膜癌。

检查方法

细胞学诊断

（1）脱落细胞学检查：可从三方面获取脱落细胞标本，包括：①阴道、颈管及宫腔；②腹水或腹腔灌洗液；③子宫直肠陷凹穿刺吸取。

（2）细针穿刺吸取法检查：临床拟诊为卵巢癌、盆腔炎性肿块或盆腔子宫内膜异位症，而在鉴别诊断上有困难者，可经阴道、直肠、腹部进行穿刺吸取细胞检查。也可从浅表淋巴结如锁骨上和/或腹股沟淋巴结获取细胞检查。

影像学诊断　包括 B 超、CT 及磁共振检查。近年来影像学诊断不断发展，且对卵巢癌的治疗具有指导意义，这些检查方法，可以帮助确定卵巢癌的分期，并可借以随访，帮助了解有无复发及估计预后。

肿瘤标志物的测定　免疫学检查是诊断肿瘤的新途径，是目前用来检测肿瘤标志物的较理想方法。包括癌抗原 125（CA125）、癌胚抗原（CEA）、甲胎蛋白（AFP）、人绒毛膜促性腺激素（HCG）、乳酸脱氢酶（LDH）、唾液酸（SA）等。

防癌要点

（1）大多数的卵巢癌患者年龄超过 50 岁，所以 50 岁以上妇女每年应该做一次超声波检查。

（2）家族中除了有罹患卵巢癌的病史外，如果近亲中有人发生乳癌、大肠癌、子宫内膜癌等癌症，也都应当特别注意定期检查，检查项目包括超声波及肿瘤抗原CA－125。

（3）有高风险罹患卵巢癌的人，是否需要先行摘除卵巢，这是见仁见智的问题，建议您多与医师商量，并考虑自身需求再决定。

（4）肥胖、喜欢吃高脂食物者，建议更改饮食习惯，低脂高纤是值得大力推广的健康饮食。

（5）减少与石棉、滑石粉（如婴儿常用的痱子粉）等物质接触的机会。石棉已被证实是引起癌症的一种化学物质，而滑石粉由石棉中萃取，具有滑润、细腻等特性，所以被广泛应用在生活中，纸类、颜料、陶器、化妆品中都有各种形式的滑石存在。

（6）医界研究发现罹患卵巢癌几率较高的人，多数未曾怀孕、不孕或生育子女数少，因为这些人不断地排卵，身体内的性激素维持相对较高浓度，对卵巢细胞造成慢性的刺激，因而增加发生卵巢癌的危险性，所以有医师建议，一生最少应生一个小孩。

宫颈癌

宫颈癌是最常见的妇科恶性肿瘤，它号称妇女的"第一杀手"，全世界每年因宫颈癌死亡的人数为 30 万。宫颈癌的发病原因历来是肿瘤学家关注的课题。

致癌因素

宫颈癌的真正病因尚不清楚。近年来的研究与调查认为，其发病与早婚、早育、多产、宫颈糜烂、性交过频等因素有关。由于宫颈癌早期可无明显症状和体征，所以往往容易被忽视，但以下宫颈癌高发人群需加以注意：

人乳头瘤病毒（HPV）感染者 资料显示，99.6％宫颈癌因 HPV 感染引起。

多性伴侣 美国一项研究表明，性伴侣数≥10 个者在宫颈癌新发病例中占 36％，说明多个性伴侣与宫颈原位癌及宫颈癌均有明显的相关性。这是因为精子进入阴道后产生一种精子抗体，这种抗体一般在 4 个月左右方能完全消失。如果性伴侣多，性交过频，则会产生多种抗体（异性蛋白），所以更容易患宫颈癌。

早婚多育者 北京市宫颈癌防治协作组报告显示，20 岁以前结婚的患病率比 21～25 岁组高 3 倍，比 26 岁以后结婚者高 7 倍。同时宫颈癌的发生率随产次增加而递增，7 胎以上比 1～2 胎的妇女高 10 倍以上。

年龄 20 岁以前的女性患宫颈癌概率较低，20～50 岁宫颈癌高发，50 岁以后发病率下降。总的来说，近年有年轻化趋势。北京友谊医院确诊的宫颈癌，年龄主要在 34～48 岁，其中 40 岁以下者占 33.3％，40～48 岁者占 66.6％。

宫颈不典型增生者　特别是中度和重度患者，若不积极治疗，也可能转化为宫颈癌。此外，口服避孕药、吸烟及低收入者也是宫颈癌高发人群。

预警信号

早期可以无症状、无体征，或与慢性宫颈炎无明显区别。特别是内生型和颈管型，出现症状晚，但较早出现扩散和转移。一旦出现症状主要表现为：

阴道出血　年轻者常表现为接触性出血，发生在性生活后，量可多可少，至晚期甚至可出现致命性大出血。也可表现为经期延长、经量增多、周期缩短。老年人多表现绝经后不规则阴道流血。

阴道排液　白色如淘米水样或血性如洗肉水样，有恶臭，晚期破溃感染，有大量脓性或米汤样恶臭白带。

继发症状　病灶侵犯范围扩大可出现继发症状，如尿频、尿急、肛门坠胀、便秘、下肢肿痛等，严重时导致尿毒症、肠梗阻、恶病质。

检查方法

"三早"　即早期发现、早期诊断和早期治疗。必须坚持开展定期的妇科疾病普查，30岁以上的妇女都应该每年做一次防癌检查，40岁以上的妇女更要做好定期检查。

宫颈癌的检查诊断方法：①宫颈脱落细胞涂片检查；②碘试验；③阴道镜检查；④宫颈活检术；⑤宫颈管搔刮术检查；⑥对可疑病例进行宫颈锥形切除术后病理的细胞学检查。

防癌要点

实行晚婚和计划生育 宫颈癌的流行病学调查肯定了它与早婚、早产、多产有密切关系。因此，积极推行晚婚和计划生育，实行优生优育，是预防宫颈癌的重要措施。

讲卫生和保持正当性行为 避免早婚早育、多产及婚外性行为。要注意会阴部清洁，应用干净、消毒的卫生巾。

男性应注意包皮的清洁 包皮过长者应进行手术治疗，性生活前应注意清洗干净。

初筛普查是预防的重要方法 阴道脱落细胞检查简便易行，且准确性高。国内外有不少事实表明，开展普查普治可使宫颈癌的发病率和死亡率大幅度下降。普查时还可发现癌前病变，也给予治疗，以减少发病。凡35岁以上妇女，每隔3到5年进行一次阴道脱落细胞涂片检查。对高危人群、高发区妇女、性紊乱者、人乳头瘤病毒感染者，每隔 1 到 2 年检查一次。

对临床异常病人进行随访　临床异常包括：①性交后或经期之间，或绝经后阴道出血；②宫颈良性病变，电灼、抗生素等治疗后复发；③可疑宫颈病变，如白斑，肉眼可见肿瘤。上述病人应当转至妇科门诊进行阴道镜检查及活检，以明确诊断。

前列腺癌

前列腺癌是发生于前列腺腺体的恶性肿瘤，发生于前列腺腺体的后叶与侧叶，尤以后叶为最多见，常见于老年男性。前列腺癌的发病率地区差异大，以北美、西欧最高，在男性人口中达 150/10 万，而非洲和亚洲最低。在我国，发病率统计结果约在占男性人口的 1/10 万～2/10 万；75％的前列腺癌患者年龄在 60～79 岁，小于 50 岁的患者不足临床前列腺癌的 1％，30 岁以下者罕见；在全世界范围内其发病率有逐年增加的趋势。

致癌因素

感染　美国一组回顾性研究中发现，前列腺癌与淋病发病率之间存在具有统计学意义的联系，从而提出了前列腺癌的病因与性病及慢性感染有关。

雄性激素　性激素与前列腺癌的关系是众所周知的，

青春期切除睾丸不会发生前列腺癌，抑制雄激素可以使前列腺癌消退。有统计青春期性活动与前列腺癌发病相关，青春期性激素过多是助癌因素。

前列腺增生　前列腺增生与前列腺癌在发病学上的关系尚有争议。有的人认为在前列腺增生病人中，前列腺癌的发生率及死亡率均较无前列腺增生者为高。也有人认为很难找出前列腺增生与前列腺癌之间的病因关系。

化学物质　很多学者已注意到化学物质与前列腺癌的关系，发现与镉接触的男性工人，其前列腺癌的发病率增高。正常前列腺中的锌浓度很高，锌对抑制前列腺癌的脂代谢功能极为重要。锌与镉有拮抗作用，镉容易代替锌，所以镉能致癌的机理值得重视和进一步观察。

预警信号

排尿障碍　80％的病人由癌灶引起进行性排尿困难、尿流变细或尿流偏歪，或尿流分叉、尿程延长、尿频、尿急、尿痛、尿意不尽感等，严重时尿滴淋沥不尽，发生尿潴留。血尿病人只占3％。

疼痛　腰部、骶部、臀部、髋部疼痛，骨盆、坐骨神经痛是常见的，剧烈难忍。可能由于癌灶转移至骨骼或侵犯神经或肾积水、肾感染所致。约31％的病人发生疼痛。

转移症状　在前列腺癌病人中，转移很常见。约有

1/3 甚至 2/3 的病人在初次就医时就已有淋巴结转移，多发生在髂内、髂外、腰部、腹股沟等部位，可引起相应部位的淋巴结肿大及下肢肿胀。同时还会有骨头的转移，但此种转移治疗得及时、有效，多不会危及生命，对生活质量的影响也不会很大。

检查方法

直肠指诊　直肠指诊对早期诊断前列腺癌非常重要，可表现为前列腺被膜不规则，可触及石样坚硬肿块，如波及精囊则高度可疑。肿块大小不一，应与前列腺结核和结石鉴别。

血清前列腺特异抗原（PSA）测定　本检查应在直肠指诊及尿道检查一周后进行。前列腺特异抗原是比酸性磷酸酶更敏感的肿瘤标志物，对于前列腺癌的诊断、临床分期、疗效观察、预后判断及监测复发有重要意义。

影像学诊断　X 线检查、B 超检查、CT 及磁共振检查，可发现前列腺形态改变、移位，包膜不连续、不光滑，腺体内部出现光团、暗区等。

活检　前列腺癌的绝对诊断依赖于组织的显微镜检查。在出现局部扩散和远处转移之前，只有局部硬结征象时，活检便可作出早期诊断，活检是诊断前列腺癌的最可靠检查。

防癌要点

（1）戒烟。

（2）不吃或少吃动物性脂肪。

（3）豆类和硒可能对抗前列腺癌有益。

（4）茶，尤其是富含抗氧化剂的绿茶，也有助益。

（5）番茄红素作为抗氧化剂，有助防止 DNA 的损害。红色葡萄柚与西瓜也是番茄红素的丰富来源。

（6）维生素 E 可以减少30％患前列腺癌的概率。维生素 E 与硒共同服用时，效果更佳。

（7）年过 50 岁的男性，每年应做一次前列腺癌检查，可以做血液检查或是直肠检查。

恶性淋巴瘤

恶性淋巴瘤是应用药物就有可能治愈的癌症之一。其为一组原发于淋巴结或淋巴组织的恶性肿瘤，分为霍奇金淋巴瘤和非霍奇金淋巴瘤两大类。根据世界卫生组织数据，恶性淋巴瘤在发达国家中占癌症死亡的第六位；在发展中国家占第八位。在我国基本位于第十位。我国恶性淋巴瘤虽相对少见，但近年来新发病例逐年上升。该病可发生于任何年龄，但以青壮年患者居多，男多于女，城市高于农村。

致癌因素

病毒　EB 病毒和成人 T 淋巴细胞白血病病毒已经被证明可以引起淋巴瘤。

细菌　胃幽门螺旋杆菌与胃黏膜相关淋巴瘤的发病有关。

电离辐射　突发性地接触大剂量辐射源，过度照射紫外线，增加了患淋巴瘤的风险。

化学品　苯、有机溶剂、农药、化肥等，包括染发都可增加发病几率。

遗传因素　家族中若有淋巴瘤病人，其后代易患淋巴瘤，但并不是 100％ 会发病，只是隐性遗传。

免疫缺陷　免疫系统功能低下或缺陷，增加患淋巴瘤的风险。值得注意的是，精神忧虑、情绪紧张均可导致抗肿瘤免疫机能下降。

预警信号

发热、盗汗、乏力、消瘦　上述症状没有特异性，可以见于很多疾病，但也可能是早期淋巴瘤的仅有的症状。

浅表淋巴结肿大　躯体浅表部位如颈部、腋窝或腹股沟的淋巴结逐渐肿大，且常为无痛性。

其他部位的肿块　恶性淋巴瘤常见的侵犯部位除了体表的淋巴结外，还有鼻腔、鼻咽、口咽、胸部、腹部、胃、肠道等部位。一般表现为侵犯部位的肿块，部分侵犯胸腔和腹腔的晚期病人可以出现胸水和腹水。

检查方法

B 超和 CT 检查　对淋巴瘤的诊断有着重要的参考价值，是最有价值的影像学检查手段。

病理检查　通过取得完整的淋巴结或部分淋巴组织进行病理检查是确诊淋巴瘤的重要标准，也是一切治疗的前提。

防癌要点

避免暴露于淋巴瘤的发病因素，防止接触大剂量辐射源，避免过度照射紫外线；避免接触苯、有机溶剂、农药等有害化学品。

多吃水果、蔬菜　水果、蔬菜中含有大量的维生素，有助于预防肿瘤。

提高机体免疫力，进行适量有氧运动，减轻思想负担，保持乐观的心态，有利于预防淋巴瘤。

正规医院就诊　如果发现无痛性淋巴结肿大，伴有发热、盗汗、乏力、消瘦，一定要及时到正规医院就诊，不能听信街头的广告和游医的误导，避免误诊、误治、延误病情。

一旦确诊为淋巴瘤，一定要到专科医院进行正规治疗。不能听信非专业人士的解释，非正规治疗如药物剂量不足，配合药物不合理，会导致病情不能缓解，甚至使肿瘤产生耐药性或复发。

病情完全缓解的患者，一定要在医生的指导下进行科学的、有计划的观察、治疗，定期检测残留病灶，切忌盲目服用保健品，避免造成复发。

淋巴瘤是可以治愈的疾病，要树立战胜淋巴瘤的信心，保持乐观心态才能取得更好的疗效。

白血病

白血病是一种造血组织的恶性疾病，俗称"血癌"，特点是某一类型的白血病细胞在骨髓或其他造血组织中的肿瘤性增生，可浸润体内各器官、组织，使各个脏器的功能受损，产生相应的症状和体征。我国白血病患者比例约为 3～4 人/10 万，男性多于女性。急性白血病多发生在20 岁以下的青少年和儿童，慢性粒细胞白血病多见于成年人，慢性淋巴细胞白血病则多见于老年人。

致癌因素

白血病的病因研究显示，某个体是否发生白血病可能取决于内因、外因等多种因素相互作用的结果。据有关研究，有以下情况者，其白血病的发生率高于普通人。

（1）曾因某些特殊需要或意外事故而受到电离辐射者，如肿瘤或其他患者进行 X 线或 γ 射线照射、32P 治疗后，受原子弹爆炸等核辐射的幸存者。

（2）长期或慢性接触某些化学试剂或药物者，如苯及其衍生物，某些抗肿瘤药物如烷化剂等，或某些免疫抑制剂如乙双吗啉等。

（3）曾受某种逆转录 RNA 病毒（如 HTLV－I 型病毒）感染者。

（4）具某些先天性、遗传性疾病者，如 Down 氏综合征、Fanconi 贫血、Bloom 综合征患者。

预警信号

早期发现白血病，对于白血病的治疗具有重大的意义，但很多患者因为不能早期发现而延误了治疗时机，从而造成了终身遗憾。如何才能早期发现白血病呢，临床中总结了以下几点：

贫血　常常为白血病的首发症状，主要表现为脸色苍白，自觉虚弱乏力、多汗。不论在活动或是休息时，都觉得气促、心跳加快。随着时间的推移，逐渐加重。贫血越重往往提示白血病越严重。但需排除因其他原因如痔疮、消化道出血、月经量过多等失血所引起的贫血，偏食等原因也会引起营养缺乏性贫血。

发热　半数以上的患者以发热为早期表现，可为 38 度以下的低热，或 39 度甚至 40 度以上的高热。多数为反复不规则的发热。发热时往往有鼻塞、流涕、咳嗽、咳痰等呼吸道感染的症状，或尿频、尿急等泌尿道感染症状，常造成误诊。此时如查一下患者的外周血，可见大量的异常细胞。要注意，最好不要随意用退热药，如安乃近、百服咛等，以免掩盖了原来病情。

原因不明无痛性肿物

（1）大部分白血病患者有浅表淋巴结的肿大，以颌下、颈部、锁骨上、腋下及腹股沟处多见，往往没有明显疼痛。

（2）一侧性睾丸无痛性肿大。

（3）部分患者感到右上腹肝区、左上腹脾区不适和疼痛，体检可发现肝脾肿大。

出血　白血病以出血为早期表现者近 40%，出血可发生在全身各个部位，常见于皮肤不明原因的瘀斑、口腔、鼻腔、牙龈出血，月经过多等。

疼痛　可表现为骨骼疼痛，以胸骨肋骨多见；还可出现头痛、恶心、呕吐等神经系统症状，是白血病对脑细胞和脑膜浸润的缘故。

检查方法

血常规检查 一般白细胞数早期偏低，晚期偏高，白细胞特别高或特别低者，病情往往严重。各种急性白血病的患者血小板均有不同程度减少。

骨髓检查 一般以原始细胞加上幼稚细胞超过30％者，可诊断为急性白血病；慢性白血病时原始细胞少于2％，原始细胞加幼稚细胞一般少于10％。

其他检查 组织化学、流式细胞仪分析、染色体分析等检查可协助进行白血病的分类。

防癌要点

不要过多接触 X 射线或其他有害的放射线。与 X 线接触的工作人员应做好劳动保护，加强预防措施。

（1）慎用氯霉素、保泰松、细胞毒类抗癌药及免疫抑制剂类等。

（2）戒烟，不酗酒。

（3）加强营养，积极参加体育活动，保持心情舒畅，增强免疫力。

（4）多吃具有防癌抗癌作用的食品。

附 录

癌症治疗概念小常识

什么是手术治疗

手术治疗是最有可能使恶性肿瘤获得"治愈"的方法，也是目前对大多数肿瘤最有效的治疗方法。大部分肿瘤以手术治疗为主要手段，约90％的肿瘤应用手术作为诊断和分期的工具。手术切除肿瘤不受生物学特性的限制，对大部分尚未扩散的肿瘤可手术治愈，姑息性手术能够改善患者的晚期生存质量，或者为其他辅助治疗方法提供较好的条件，同时术后还可以了解肿瘤的正确部位，得到正确的分期。但手术并非适用于所有恶性肿瘤的治疗，尚存在有明显的局限性，且手术切除肿瘤的同时常需切除一部分正常组织，造成术后一定的后遗症和功能障碍。手术也有一定的危险性。肿瘤如超越局部及区域淋巴结则很难通过手术治愈。

近年来，随着对肿瘤本质及生物学特性认识的不断深入，肿瘤治疗技术和设备的迅速发展，各种外科治疗技术的不断提高和完善，以及肿瘤早期诊断技术的不断提高，肿瘤外科的基本观念也随之发生了很大的改变。建立在以解剖学、生物学、免疫学和社会心理学基础上的现代肿瘤外科学已代替了以解剖学为基础的传统肿瘤外科学，手术作为癌症单一治疗方法的时代已经过去。外科医生不但要掌握肿瘤的诊断和治疗方法，同时在术前还应了解肿瘤的生物学行为与特性及各种肿瘤的可能播散途径。有些肿瘤在术前可能已经有亚临床型转移，因此外科医生除要有良好的手术技巧外，还应掌握放射治疗、化学药物治疗以及免疫治疗等各种方法，对患者进行合理的综合治疗，以提高疗效。

什么是放疗

放射治疗是指用放射性射线，X 线治疗机产生的普通 X 线，加速器产生的高能 X 线，还有各种加速器所产生的电子束、质子、快中子、负 π 介子以及其他重粒子等用来治疗癌症。

广义的放射治疗既包括放射治疗科的肿瘤放射治疗，也包括核医学科的内用同位素治疗（如 131 碘治疗甲状腺癌和甲状腺功能亢进，32 磷治疗癌性胸水等）。狭义的放射治疗一般仅指前者，即人们一般所称的肿瘤放射治疗。放射治疗有两种照射方式：一种是远距离放疗（外照射），即将放射源与病人身体保持一定距离进行照射，射线从病人体表穿透进人体内一定深度，达到治疗肿瘤的目的，这种治疗方式用途最广也最主要；另一种是近距离放疗（内照射），即将放射源密封置于肿瘤内或肿瘤表面，如放入人体的天然腔内或组织内（如舌、鼻、咽、食管、气管和宫体等部位）进行照射，即采用腔内、组织间插植及模型敷贴等方式进行治疗，它是远距离 60 钴治疗机或加速器治疗癌瘤的辅助手段。近年来，随着各医院医疗设备的不断改进，近距离放疗也逐渐普及。

体内、外放射治疗有三个基本区别：①和体外照射相比，体内照射放射源强度较小，由几个毫居里到大约 100 毫居里，而且治疗距离较短；②体外照射，放射线的能量大部分被准直器、限束器等屏蔽，只有小部分能量达到组织；体内照射则相反，大部分能量被组织吸收；③体外照射，放射线必须经过皮肤和正常组织才能到达肿瘤，肿瘤剂量受到皮肤和正常组织耐受量的限制，为得到高的均匀的肿瘤剂量，需要选择不同能量的射线和采用多野照射技术等；而体内照射，射线直到肿瘤组织，较深部的正常组织受照射量很小。

什么是化疗

化疗指的是运用化学药物治疗疾病的方法。手术和放疗杀伤特定部位的癌细胞，而化疗对人体全身起作用。化疗可以消灭已扩散到全身各部位的癌细胞。目前，大约有 90 多种化疗药物被用于癌症治疗。这些化疗药物在化学成分、使用方法、治疗某种癌症的疗效和副作用上都各不相同。

化学治疗的目的主要分为三个层次。第一层是争取治愈癌症，意思就是使肿瘤或恶瘤消失，不会重新长出来。

如果达不到这个目标，第二层目的就是控制疾病（抑制癌瘤生长和扩散），为癌症病人提供最好的生活质量。有时癌症到中晚期后，治愈和控制已不可能，治疗的目的只能是缓解。缓解的意思就是指使用化疗药物减轻癌症引起的症状，提高病人的生活质量。

什么是分子靶向治疗

肿瘤分子靶向治疗就是指针对参与肿瘤发生、发展过程的细胞信号转导和其他生物学途径的一种治疗手段。它不同于手术、放疗、化疗这三种肿瘤传统治疗。

肿瘤分子靶向治疗可以对肿瘤生长的关键通路如表皮生长因子通路、新生血管形成通路等采用巧妙的小分子化合物阻断其关键酶（酪氨酸激酶），或采用各种单克隆抗体与其特异的生长因子或其受体进行竞争性的结合，从而达到阻断肿瘤细胞生长的作用。就像现代战争中的精确制导炸弹，定向阻断癌细胞的增殖转移信号传导，破坏癌细胞的代谢，阻断肿瘤新生血管的生成，断绝癌细胞的血液和养分供给。它不同于常规放、化疗，不分敌我，因此分子靶向治疗的毒副反应较少，给晚期病人或无法耐受放、化疗者提供了一种新的、有效的治疗手段。值得一提的是，肿瘤分子靶向治疗在延长肿瘤患者的生存期、提高患者生活质量方面具有独特的优势。

目前多种恶性肿瘤已逐渐采用靶向治疗，如乳腺癌、淋巴瘤、胃结肠癌、肺癌、间质瘤、肾癌。常用的靶向治疗药物如特罗凯、易瑞沙、赫赛丁、格列维、爱必妥等已用于临床。既然分子靶向治疗具有如此神奇的疗效，那么是不是所有的乳腺癌患者都可以使用呢？当然不是，分子靶向治疗的使用是有严格条件的，它所针对的是特定的靶子，就像导弹发射前需要雷达和卫星帮助寻找并锁定目标一样，它也需要一些辅助手段。

什么是介入治疗

介入治疗是介于外科、内科治疗之间的新兴治疗方法，包括血管内介入和非血管介入治疗。经过 30 多年的发展，现在已和外科、内科一道称为三大支柱性学科。简单地讲，介入治疗就是不开刀暴露病灶的情况下，在血管、皮肤上作直径几毫米的微小通道，或经人体原有的管道，在影像设备（血管造影机、透视机、CT、MR、B超）的引导下对病灶局部进行治疗的创伤最小的治疗方法。具体地讲，就是将不同的药物经血管或经皮肤直接穿刺注射入病灶内，改变病灶血供并直接作用于病灶，对于肿瘤是"饿死（堵塞肿瘤血管）＋杀死（高浓度的抗癌药物）"；还可将不同的材料及器材置于受肿瘤堵塞的身体其他管道（胆管、食管、肠管、气管），恢复这些管道的正常功能，如置于胆管则减轻肝内胆汁淤积，置于食管则可改善进食，置于肠管则可恢复肠道的消化功能，置于气管则能改善呼吸。

什么是热疗

国内外曾有不少报导：癌症患者在经历了一场高热后，癌肿竟奇迹般消失而"自愈"。由于这些病案的启发，不少医师投身于应用"热"来治疗肿瘤的研究。这种"热死"肿瘤的方法在医学上称之为"热疗"。近年来，热疗在肿瘤的治疗中已取得了较大的进展。

凶残的癌细胞有一个弱点，它比正常细胞更怕热，在41℃～43℃的高温下容易死亡。于是治癌专家便试想用"高热疗法"来热死癌细胞。此疗法有两个要点：首先是找到各种癌细胞的准确温度阈值，即在不损伤健康组织的前提下，可将肿瘤细胞"热死"的最低温度值。比如脑瘤细胞在43.5℃时死亡，故43.5℃乃是治疗脑瘤的温度阈值。其次是加热方法，目前已研究出超声波加热和电磁波加热两种方法。热疗可协同降低部分癌细胞的抗放射或耐药性能，提高其对放射线及药物的敏感性，起到协同增效的作用。研究表明，癌细胞内含水量明显高于正常组织，癌结节中血液循环系统紊乱无序，散热效率低下，这样，在微波辐射场中，癌结节更具有加热容易、散热难的特性，以致癌细胞受热而被"热死"。

由于受设备限制，以往的热疗主要应用于局部的浅表肿瘤。近年来国内外的热疗设备研究取得了巨大突破，不少新型热疗设备克服了肿瘤热疗多年来一直未能突破的几大难题：一是解决了全身热疗不需要麻醉的难题；二是解决了全身热疗难以深部加热、温度不持久的问题，目前治疗深度可达 10～15 厘米；三是解决了深部热疗导致的疼痛、创伤等副作用及病人顺应性差的问题，目前该治疗的副作用轻微且发生率低。该设备现还配有测温显示、自动控温、信息存储检索等电脑辅助处理系统，可对各种躯体肿瘤进行热化疗等综合治疗。热疗已成为进一步提高肿瘤治疗疗效的又一强大武器。

什么是肿瘤标志物

肿瘤标志物是指人体发生肿瘤时，肿瘤细胞产生的或患者机体对肿瘤细胞反应而产生的一些蛋白质、激素、酶、多胺及癌基因产物等。这类物质可以在肿瘤患者的血液或体液中用不同的方法检测出。它与肿瘤的诊断、治疗判定和转归息息相关。主要包括如下几种：

甲胎蛋白（AFP） 用于原发性肝癌的诊断；一般情况是，血清 AFP≥500 微克/升，持续一个月，排除其他相关疾病，或 AFP≥200 微克/升，持续检查，2 个月不下降，再根据影像学检查（腹部 B 超或 CT），即可考虑为原发性肝癌。

癌胚抗原（CEA）　明显升高时常见于结肠癌、胃癌、肺癌、胆管癌，但在肝癌、乳腺癌、胰腺癌时也有提高。CEA 检测对于监测治疗后伴有血循环 CEA 持续升高的患者具有很重要的价值，它可以提示有潜伏的转移和残留病灶。CEA 值增高还显示癌复发和治疗反应不良；CEA 值降低通常表示治疗反应良好，预后佳。

糖类抗原 CA199　是胰腺癌、胆管癌的诊断和鉴别指标。

CA153　是乳腺癌的诊断指标，尤其对转移性乳腺癌的早期诊断有很重要的价值。

CA125　常用于卵巢癌的诊断、鉴别诊断和疗效判定。

鳞癌相关抗原（SCC）　主要是子宫颈和肺的鳞癌诊断指标，临床还可见于食管、膀胱的扁平上皮癌。

细胞角质素片段 19（CYFRA21－1）　是诊断肺鳞癌的重要指标。

神经元特异性烯醇化酶（NSE）　是小细胞肺癌的特异性诊断指标。

前列腺特异抗原（PSA）　是前列腺癌的特异性诊断标志物，随着病情的进展，血清中 PSA 逐渐升高。

癌治疗的 7 大误区

癌症治疗是否得当，将给患者带来不可估量的影响。遗憾的是，在日常医疗实践中，常会遇到某些患者或其家属因受错误观点的误导，导致错失可能治愈的良机而遗恨终生。

误区一：认为"秘方"才是癌症治疗的希望所在 实际上，关于民间偏、验方、秘方治疗癌症，除了部分为误传外，大多是别有用心的谣传。尽管我国民间流传着各种各样的"神秘"的疗法，而且大多数癌症患者都或多或少地像探寻"仙丹"一样寻找和使用过这些"秘方"，但从我国癌症治疗的总体水平看，非但没有提高，反而与西方发达国家的差距似乎越来越大。手术、放疗、化疗、生物治疗的综合治疗是目前癌症治疗疗效最确切、效果最好的方法。如果有朋友介绍什么偏方、验方、秘方，应请教肿瘤专科的医生后再斟酌是否服用。在癌症的治疗上患者应走出认识的误区，只有遵循相信科学、规范治疗的道路，康复才有希望。

误区二：认为气功可以包治癌症 近年来，气功作为一种康复手段，正逐渐被广大癌症患者所接受。但应指出：气功跟太极拳、慢走等锻炼项目一样，是一种康复运动，并不能代替各种有效的癌症治疗。经常有些病人因此而延误了应有的治疗，使不少早期的可治之症转变成晚期的不治之症而遗恨终生。至于用种种"外气"治癌更是缺乏科学根据。更应警惕社会上的各种骗子，趁"癌"之危，诈骗钱财，这种实例并不鲜见。

误区三：相信一种中成药能消百种癌　恶性肿瘤不是一种疾病而是一大类疾病，不少病人盲目相信某一种中成药能预防百病包治百灾，其中不乏一些"健"字批号的根本无治疗功效的中成保健药物和连"健"字批号都没有，仅有内部制剂批号自产自销的药物，如此治疗甚至会起到相反的作用。

误区四：认为肿瘤切除即病愈　很多患者及家属对癌症的特点不了解，认为手术切除了肿瘤就治好了癌症，不了解恶性肿瘤具有转移性和侵袭性，可通过淋巴和血液途径向全身扩散。盲目乐观会耽误了患者的后续治疗，最终影响病人生存质量。

误区五：盲目的迷信专家，不了解专家其实也有侧重　国内许多优秀的肿瘤学专家，他们在肿瘤治疗中的某些领域造诣颇深，比如有专门从事恶性肿瘤手术治疗的肿瘤外科专家，从事恶性肿瘤的化疗、内分泌治疗、生物治疗以及营养支持治疗和减症治疗的肿瘤内科专家和肿瘤放疗专家等。因而不能盲目认准某一位专家，而应根据疾病及治疗方法的不同，选择相应的专家。

误区六：认为化疗毒副反应大，拒绝应用　不少患者及家属听说化疗有严重的毒副反应，不愿接受治疗，任肿瘤发展。其实，近年来随着医学科学的发展，化疗的主要毒副反应已能够避免或大幅度减轻，绝大多数的肿瘤内科医生均已经掌握了预防和处理化疗毒副反应的技术。

误区七：放弃治疗　其实，恶性肿瘤并非不治之症，很多的恶性肿瘤患者经治后可以长期存活。患癌症后，病人及其家属首先应该了解有关知识及目前的治疗方法和水平，要有战胜癌魔的信心，不要轻易放弃治疗。

防癌的 24 种新方法

近年来，意大利全国防癌治癌中心和欧洲肿瘤研究中心提出了 24 种防癌的方法。这些方法虽然看起来很平常，但对早期预防肿瘤很重要。

（1）每日食用含有植物纤维的食品，如黑面包、麸皮面食、新鲜蔬菜、水果。

（2）每日摄入一定数量的富含维生素 A 和胡萝卜素的食物。

（3）每星期至少食用 2 次花菜、卷心菜等蔬菜。

（4）一定要将水果和蔬菜洗净再吃。

（5）每日食用含有维生素 C 的食物，如柠檬、橘子、西红柿、草莓、菜花、菠菜、洋葱、土豆、青辣椒等。

（6）从食物中摄入维生素 E，如植物油、人造奶油、麸皮面包、动物肝类、干豆类和绿叶蔬菜。

（7）不论男女，性生活前后要洗净性器官。

（8）每日摄入 0.05～0.2 毫克的硒，它含在麸皮谷类、奶类、肉类、蛋类、鸡肉中。

（9）25 岁以上的妇女，每 3 年接受一次乳房检查；30 岁以上的妇女定期进行自我乳房检查；40～45 岁时接受 1 次乳房及相关检查；50 岁以上每年检查 1 次。

（10）40 岁以上的男女每年检查 1 次口腔。

（11）40 岁以上的妇女每年接受 1 次直肠检查和大便隐血检查。

（12）55 岁以上的男性每年接受 1 次前列腺检查。

（13）少吃油腻食物。

（14）少吃含有胆固醇的食物，如动物肝脏、蛋类、虾、黄油等。

（15）少吃用炭火烤的肉、鱼、禽类食品。以上食品尽量在 100℃～150℃ 的温度中经煮、炸、炒后食用。

（16）少吃火腿肠及其他含硝酸盐和亚硝酸盐等的猪肉制品，如咸肉等。

（17）少吃各种腌制品和熏制品。

（18）应不饮或尽可能少饮烈性酒，葡萄酒每日不超过 2 杯。啤酒不超过 1 瓶。

（19）不抽烟。无法戒烟者应尽量少抽，抽过滤嘴香烟并不能防癌。

（20）避免让孩子们在工厂区的室外长时间逗留，也不要让他们在城市交通高峰时或雾天在室外长时间活动。

（21）夏天，避免长时间在阳光下暴晒。这一点对于脸上或身上其他部位有黑痣的人尤为重要。

（22）不要去空气污染很严重的地方，特别不要在消音器旁滞留。

（23）在并非不得已的情况下，尽量少接受放射性同位素及 X 线辐射。

（24）尽量少服药物，妊娠期间更要注意。

致癌物质黑名单

烟草　烟草中的尼古丁是致癌物质。长期大量吸烟的男性，其肺癌、喉癌、食道癌、口腔癌、鼻咽癌及膀胱癌的发病率比不吸烟者高得多。

酒精　长期酗酒可导致酒精性精神病和酒精性肝硬化，同时使机体针对癌细胞的免疫监视功能减退甚至丧失，导致癌细胞肆意生长。酗酒者其肝癌、肺癌、胃癌和其他消化系统癌症的发病率高于正常人 2～3 倍。酒精摄入量多的国家，口腔癌、喉头癌、乳腺癌发病率也高。一个人如果既嗜烟又喝酒，其患癌的风险更大。

病毒　病毒感染与 15％～20％ 的人类肿瘤有关。迄今发现，在 600 多种动物病毒中，约有 1/4 的病毒具有致肿瘤特性，其中 EB 病毒感染可致 Burkitt 淋巴瘤、鼻咽癌；人乳头瘤病毒与子宫颈癌有着密切的关系；肝癌则与乙肝或丙肝病毒感染有关。

霉菌　霉菌可产生黄曲霉素、青霉素、环氯霉素、柯曲霉素等，都有很强的致癌作用，尤以黄曲霉菌产生的黄曲霉素为最。其中黄曲霉素 B_1 的毒性比剧毒的氰化钾强 10 倍，其致癌的强度比亚硝胺大 75 倍，比苯并芘大 4000 倍。黄曲霉菌生命力极强，强酸、紫外线和高温都不能使之破坏，加温到 200℃ 仍能存活。

染发剂　氧化型染发剂由 20 余种化学成分构成，其中有近 10 种会引起人体细胞突变。近年来中老年急性白血病患者中许多人有染发史。普通的染发剂若连续使用 10 年，经皮肤吸收 1%，就有可能诱发皮肤癌、膀胱癌等。

自来水　自来水中加入的消毒剂——漂白粉，会释放出活性氯，长期饮用带活性氯的自来水，可能诱发膀胱癌和直肠癌。致癌物不是漂白粉本身，而是它与水中的污染物起化学作用而产生的一些氯化合物。

汽车尾气　汽车尾气的有害物质主要是存在于颗粒物部分中的多环芳烃，高浓度的汽车尾气可使人体细胞损伤、细胞免疫及体液免疫功能降低，对疾病的抵抗力和抗肿瘤能力明显下降。

纸 纸中通常含有多种致癌化合物，这种化合物很容易被脂肪所吸收，如果用纸包装含有脂肪的食品，这些化合物就有可能溶入食品中。

家用电器 家用电器会产生各种不同波长和频率的电磁波，形成了威胁人们健康的电磁污染。许多研究提示，微波有可能致癌。

甲醛 甲醛被国际癌症研究机构确定为可疑致癌物。欧洲国家已禁止在啤酒里使用甲醛。不法分子在米粉中添加致癌甲醛增白，在海鲜、竹笋等食品中也大量使用甲醛，这对人们的身体健康构成极大危害。甲醛在纤维制品中主要用于染色助剂和提高防皱防缩效果的树脂整理剂，含有甲醛的纺织品制作成服装后，在穿着过程中会逐渐释放出游离甲醛。不过甲醛易溶于水，消费者买回纺织品后，先用水洗一遍再穿，就可避免其危害了。

沥青 石油沥青不含致癌物质，但煤沥青有致癌物质苯比妥。经常与煤焦油接触，容易患皮肤癌或肺癌。用沥青来加工食品，如用灼热熔化的沥青来拔猪头、猪脚上的毛或拔鸭毛，虽然方便但却难免导致沥青中的致癌物残留在肉中，人们吃了这种肉就可能诱发胃癌或大肠癌。在沥青公路上晒粮食时，也会导致粮食受污染，而成为人类患癌症的一个危险因素。

蕨菜 蕨菜生长在山野中，与其他野菜一样在餐桌上广受欢迎。但研究发现蕨菜中含有苯草酸、蕨内酰胺、黄碱醇类化合物、橡黄素以及与橡黄素类似的一些致癌物质，能使人、畜发生各种癌症，这些物质在根茎中的含量最高。所以，人们应以不食或减少食蕨菜为好。

　　八角茴香、桂皮　桂皮、八角茴香中含有黄樟素，是一种可诱发肝癌的物质。桂皮香气浓郁，但食用量应越少越好，且不宜长期食用，受潮发霉的桂皮更不可食用。日常生活中有些患者盲目抄用某些有毒或含致癌物质的中药偏方或所谓的"祖传秘方"，结果导致中毒或致癌。

　　药物　怀孕期间大量服用雌激素，其女儿易患生殖系统癌症。雌激素大量应用超过 2 年以上，母亲患子宫癌的危险大大增加。

　　其他　爽身粉、痱子粉、祛汗粉等的主要原料是滑石粉，含有硅酸镁能诱发癌变，妇女洗澡后常在外阴部使用，易诱发卵巢癌。石棉纤维可致肺癌及胸膜间质瘤。

防癌抗癌食物一览表

　　我们在生活中不但要尽可能地避免其各种致癌因素，还要充分利用食物的调节和抗癌作用，使身体更有抵抗力、更健康。以下是对我们防癌有帮助的食物：

含有丰富微量元素和维生素的抗癌食物

甜瓜类和蔬菜 南瓜、葫芦属甜瓜类，连同黄色和绿叶类蔬菜都含有丰富的微量元素和维生素，还含有一种在严寒下仍保持液体状态的脂肪，我们吃下去能防范心脏病和癌症。

蒜头和洋葱 大蒜精有抗癌和加强免疫系统之功效，能阻止亚硝基胺形成。而亚硝基胺留在胃里面很有可能变成酿癌素。此外，大蒜精帮助身体对抗霉菌和细菌的感染。

白薯 含微量元素硒和较多的粗纤维。

茶叶 含微量元素硒。

螺 含有大量锌，这种矿物质是构成免疫细胞的重要元素。

麦芽和全麦面包以及谷物、植物油和果仁 这些全都提供丰富的抗氧化剂维生素 E。维生素 E 保护细胞免受氧化破坏，对癌细胞有较强的抵抗能力。另外，维生素 E 加速白血球的生长，进一步提高免疫力。

十字花科的植物 包括西兰花、卷心菜、椰菜花、紫甘蓝，都是抗癌的食物。常吃上述蔬菜可减少胃癌、乳癌、肠癌的威胁。十字花科蔬菜里的治病物质是一系列被称为靛基质的复合物。但靛基质会在煮的时候失去，所以不要煮得时间太长。

可提高人体免疫力的食物

灵芝 含有抗癌的多糖体，还有锗元素，能加速身体的新陈代谢，诱导产生干扰素而发挥抗癌作用。

香菇 香菇多糖能增强人体免疫力，防癌范围广，包括肺癌、消化道癌和白血病等。

新鲜萝卜 含有丰富的干扰素诱导剂，而具有抗癌作用。

人参蜂王浆 可提高免疫力及内分泌的调节能力，其中含有蜂乳酸，可防癌。

其他 蘑菇、猴头菇、草菇、黑木耳、银耳、荸荠、百合等都有明显增强免疫力的作用。

癌症喜欢的膳食结构

医学研究表明，不良的饮食习惯和不合理的膳食结构都可能导致癌症的发病。大约 1/3 的癌症发病与膳食因素有关，主要表现在以下几个方面：

蔬菜和水果类摄入不足 研究证明，蔬菜和水果中含有丰富的维生素 C、纤维素、叶酸及胡萝卜素等。其中维生素 C 为抗氧化剂，可抑制活性氧自由基对细胞 DNA 的损伤，还能阻断致癌的亚硝胺类化合物在体内合成。科学家对膳食与肿瘤关系进行流行病调查结果显示，摄入蔬菜和水果不足者易患下列几种癌，且患癌危险性比摄入充足者高两倍：肺癌、胃癌、结肠癌、直肠癌、胰腺癌、喉癌、口腔癌、膀胱癌、子宫颈癌、卵巢癌。

膳食纤维不够　膳食纤维可通过增加粪便量刺激肠蠕动及稀释致癌物，减少致癌物对肠道的毒害。膳食纤维是指不被体内吸收、利用的多糖类，包括纤维素、半纤维素和果胶。

脂肪摄入过多　脂肪可增强小肠细菌作用，使性激素活性增强，而性激素是引起乳腺癌的重要因素之一；脂肪在通过肠道时可在细菌作用下形成二级产物，促进结肠癌变。脂肪摄入过多主要与下列癌症发生率增高有关：乳腺癌、结肠癌、直肠癌、前列腺癌、胆囊癌、子宫内膜癌、卵巢癌。

叶酸缺乏　叶酸是参与 DNA、RNA 前体嘌呤和嘧啶以及蛋氨酸合成的重要成分，叶酸主要通过抗氧化作用和减少致癌物与 DNA 的形成而对肺癌、胃癌、肝癌、结肠癌、胰腺癌等有较好的抑制作用。